张仲景治阳三十六法诠解

主　编　林家坤

副主编　王继平　张运萍

编　委　（按姓氏笔画排序）

王继平　文　辉　邓　琼　宁金梅

刘　芳　辛冬玲　张运萍　张炜华

张耀庭　林　俊　林家坤　欧阳群

周　鑫　赵　义　姚晓文　陶华清

彭　科　彭　博　曾令伟

秘　书　姚晓文　张炜华

科学出版社

北　京

内 容 简 介

本书作为《张仲景治阳三十六法钩玄》的姊妹篇，重点以诠解的形式对治阳三十六法逐一进行剖析，对每一法分别从用药简述、方剂简述、其他治法及相关医案四个方面进行深入探讨。全书遵循中医理论特点，从源到流，由博返约，十分清晰地展现了中医"阳气学说"的学术理论随时代步伐而不断完善和充实的发展轨迹，对其丰富的研究成果进行系统的整理归纳，精心梳理，并整理成书。为张仲景学术研究又注入了新内容，实为难能可贵的原创性探索。

本书适用于从事中医药研究的人员及临床工作者、中医院校学生及广大中医爱好者学习、参考。

图书在版编目（CIP）数据

张仲景治阳三十六法诠解 / 林家坤主编. —北京：科学出版社，2020.1
ISBN 978-7-03-063554-9

Ⅰ. ①张…　Ⅱ. ①林…　Ⅲ. ①补阳　Ⅳ. ①R254.1

中国版本图书馆 CIP 数据核字（2019）第 272644 号

责任编辑：陈深圣　孙　曼 / 责任校对：王晓茜
责任印制：徐晓晨 / 封面设计：北京图阅盛世文化传媒有限公司

科学出版社出版
北京东黄城根北街 16 号
邮政编码：100717
http://www.sciencep.com

北京盛通商印快线网络科技有限公司 印刷
科学出版社发行　各地新华书店经销
*

2020 年 1 月第 一 版　开本：787×1092　1/16
2021 年 4 月第三次印刷　印张：9
字数：208 000

定价：58.00 元
（如有印装质量问题，我社负责调换）

前　言

中医药的生命在于疗效，而疗效则来自明确的辨证和精当的用药。东汉张仲景著《伤寒杂病论》确立了中医辨证论治体系的基本框架与临床理法方药应用的基本规范，为中医临床医学的应用奠定了坚实的基础。

张仲景在《伤寒杂病论》一书中，十分重视阳气学说，将"阳气"作为一条主线贯穿于全书始终，围绕阳气病变来解决所有临床问题。全书充满了"重阳""崇阳"的思想。《素问·生气通天论》中提出"阳气者，若天与日，失其所，则折寿而不彰"，可见阳气在人体中占有重要地位。张仲景重视的阳气学说与《黄帝内经》中阴阳学说是一脉相承的。

本书作为《张仲景治阳三十六法钩玄》的姊妹篇，重点以诠解的形式对治阳三十六法逐一进行剖析，对每一法分别从用药简述、方剂简述、其他治法及相关医案四个方面进行深入探讨。全书遵循中医理论特点，从源到流，由博返约，十分清晰地展现了中医"阳气学说"的学术理论随时代步伐而不断完善和充实的发展轨迹，对其丰富的研究成果进行系统的整理归纳，精心梳理，为张仲景学术研究又注入了新内容，实为难能可贵的原创性探索。今汇编成书以期抛砖引玉，发皇古义，弘扬中医！

由于个人学验浅乏，书中难免存在某些不足之处，恳望同道贤达，赐予匡正。

在本书的编写过程中，得到了江西省万载县中医院课题组邓琼、彭博、陶华清、王继平、辛冬玲、曾令伟等同道的帮助，并得到了门人林俊、刘芳、宁金梅、欧阳群、彭科、文辉、姚晓文、张运萍、张炜华、张耀庭、周鑫、赵义等的帮助，谨致谢忱！

林家坤

戊戌年隆冬

前　言

目　录

一、温 阳 法

阳气病变的首要治法是温阳法。通过温阳法以恢复阳气的功能，是秘固阳气最简单、最直接、最有效果的治疗方法，所以说温阳法是治疗阳气病变的首选方法。

当人体阳气不足时，阳气的温煦作用减弱，则容易产生内寒，此时只需要温振阳气，即可以祛除内寒。一般多选用附子、桂枝、干姜、吴茱萸之辈。五脏阳气若有不足，则根据各脏阳气不足而选药各有侧重。如温振心阳，代表方剂为桂枝甘草汤；温振脾阳，代表方剂为理中丸；温振肺阳，代表方剂为甘草干姜汤；温振肾阳，代表方剂为四逆汤；温振肝阳，代表方剂为吴茱萸汤。

如果阳气病变影响到津液运行，导致水气、水饮、痰饮为患，则按照"病痰饮者，当以温药和之"的原则治疗。如果临床表现为水饮为患，张仲景以桂枝与茯苓为基本配伍，形成苓桂剂类方治之，如温肺化饮，代表方剂为大、小青龙汤及苓甘五味姜辛汤；温心平气，代表方剂为桂枝加桂汤、苓桂甘枣汤；温脾化饮，代表方剂为苓桂术甘汤；温胃化饮，代表方剂为茯苓甘草汤；温肾利水，代表方剂为五苓散及真武汤。如果临床表现为痰饮为患，用生姜之辛温以健胃止呕化痰饮与半夏之辛温以燥湿化痰止呕配伍，形成姜夏剂类方治之，如小半夏汤及小半夏加茯苓汤。

如果阳气病变影响到血液运行，则血凝初成，以桃核承气汤为代表方温阳下血；血寒阻经，以当归四逆汤温阳通经；痹阻肢节，以桂枝附子汤、白术附子汤、甘草附子汤、附子汤等温阳通络。

以上是张仲景温法大概，比一般意义上的论治要详尽许多，很有临床实践价值。通过这样的一条线（即以阳气为主线），把所有的临床问题归纳总结，可以免去学习经方之不易和困惑。

（一）温阳法用药简述

附 子

附子是毛茛科植物乌头子根的加工品。《神农本草经》列为下品。四川江油产最为道地。性味归经：辛、甘，大热，有毒，归心、肾、脾经。功效：回阳救逆，补火助阳，散寒止痛。主治：亡阳虚脱，肢冷脉微，心阳不足，胸痹心痛，虚寒吐泻，脘腹冷痛，肾阳虚衰，阳痿宫寒，阴寒水肿，阳虚外感，寒湿痹痛。

古人云："附子大辛大温大毒，至刚至烈，且刚中有柔，能内能外，能上能下，为药品中最大一个英雄也。以之治人，人健而身轻；以之治国，人和而国泰；以之治天下，而亿万年皆成盛世也""刚烈之性，养生长收藏之气，随日月运行，交纳于元阴元阳之中，使生化源源不息"。

现代药理研究证实，附子的作用包括强心、保护心肌损伤、抗心律失常、改善微循环、扩张血管、抗休克等；抗血栓、抗应激反应；镇静、抗癫痫、镇痛；调节免疫力；抗胃溃疡、止泻、抑制胃肠蠕动、兴奋肠道等；降血糖；抗炎、抗氧化、延缓衰老；抗肿瘤、抗内毒素；降血脂、升高白蛋白、降低血肌酐和尿素氮、恢复肾功能。

白　术

白术为菊科植物白术的干燥根茎。《神农本草经》列为上品。性味归经：苦、甘，温，归脾、胃经。功效：健脾益气，燥湿利水，止汗，安胎。主治：脾胃虚弱；脾虚湿盛、痰饮水肿、泄泻、带下；自汗盗汗；胎动不安；风湿痹痛。

现代药理研究证实，白术有改善胃肠动力，抗胃溃疡，保肝，增加消化酶活性，调节免疫力，保护脑细胞，保护肾脏功能，保护心脏，降血糖，抗衰老，抗肿瘤，抗突变，安胎防流产作用，而且还有防紫外线辐射、升高红细胞等作用。

肉　桂

肉桂为樟科植物肉桂的干燥树皮。该植物为常绿乔木，高 10～15 米，全株芳香。功效：补火助阳，引火归元，散寒止痛，温经通脉。主治：阳痿宫寒，腰膝冷痛，虚喘心悸；虚阳上浮，眩晕目赤；心腹冷痛，寒疝作痛，虚寒吐泻，痛经闭经；亡阳证；小儿遗尿；产后瘀阻腹痛；阴疽，流注；癥瘕，积聚；久病体虚，气血不足；奔豚气。

现代药理研究证实，肉桂对消化系统因过多应用糖皮质激素导致的损害有保护作用。其作用还包括抗肿瘤、抗菌、抗炎和提高免疫力；改善心脏、增加冠状动脉流量、降低外周血管阻力；调整血压、减慢心率、提高心排血量；抗血栓、抗过敏、抗衰老；降血糖。

（二）温阳法方剂简述

四　逆　汤

四逆汤为温里剂，具有温中祛寒、回阳救逆之功效。主治阳虚欲脱，冷汗自出，四肢厥逆，下利清谷，脉微欲绝。本方临床用于休克、腹泻、阳虚发热、血栓闭塞性脉管炎、手足寒厥证、毒血症和食管痉挛性狭窄等。

方中附子辛甘大热，走而不守，能温肾壮阳以祛寒救逆，并能通行十二经，振奋一身之阳，生用则逐阴回阳之功更捷，是为君药；干姜辛温，守而不救逆，并能通行十二经，振奋一身之阳，与附子相配，可增强回阳之功，是为臣药；甘草甘缓，和中缓急，温养阳气，并能缓和姜附燥热之性，是为佐药。三药合用，功专效宏，可以奏回阳救逆之效。

苓桂术甘汤

苓桂术甘汤为祛湿剂，具有温阳化饮、健脾利湿之功效。主治中阳不足之痰饮，症见胸胁支满，目眩心悸，短气而咳，舌苔白滑，脉弦滑或沉紧。临床常用于慢性支气管炎、支气管哮喘、心源性水肿、慢性肾小球肾炎水肿、梅尼埃病、神经症等属水饮停于中焦者。

本方所治痰饮乃中阳素虚、脾失健运、气化不利、水湿内停所致。盖脾主中州，职司气化，为气机升降之枢纽，若脾阳不足，健运失职，则湿滞而为痰为饮。痰饮随气升降，无处不到，停于胸胁，则见胸胁支满；阻滞中焦，清阳不升，则见头晕目眩；上凌心肺，则致心悸、短气而咳；舌苔白滑，脉弦滑或沉紧皆为痰饮内停之征。《金匮要略》云："病痰饮者，当以温药和之。"故治当温阳化饮，健脾利水。本方重用甘淡之茯苓为君，健脾利水，渗湿化饮，既能消除已聚之痰饮，又善平饮邪之上逆。桂枝为臣，能温阳化气，平冲降逆。苓、桂相合为温阳化气、利水平冲的常用组合。白术为佐，能健脾燥湿，苓、术相须，为健脾祛湿的常用组合，在此体现了治生痰之源以治本之意；桂、术同用，也是温阳健脾的常用组合。炙甘草用于本方，其用有三：一可合桂枝以辛甘化阳，以襄助温补中阳之力；二可合白术益气健脾，崇土以利制水；三可调和诸药，功兼佐使之用。

（三）与温阳法相关的其他治疗

督 脉 灸

督脉灸又称铺灸、长蛇灸，是我国针灸医家从传统和民间疗法中挖掘和总结出来的一种独特灸疗方法。督脉，中医称之为阳脉之海，总督一身之阳。督脉灸刺激背部能起到强壮真元、祛邪扶正、鼓动气血流畅、防病保健、治愈顽疾的作用。与季节有关的灸法有三伏灸、三伏贴，中医讲究天人合一，人与大自然是一个整体，三伏天做艾灸，做敷贴，正是借天气的阳气补人体的阳气，从而达到治病祛邪的功效。

中药封包治疗

通过热力及蒸汽作用，将治疗包中的中药活化物质转化为离子状态，通过皮肤直接作用于患病部位，发挥温经活络、祛风除湿、强壮筋骨、行气止痛之效。

中药足浴治疗

通过中药药物足浴，刺激足部穴位，增强末梢血液循环，达到温阳之效。

（四）与温阳法相关的医案

例 1

王某，女，68 岁。患者水肿已 3 年余，时轻时重，经某医院诊断为肾病综合征。服中西药无效，近 2 月来水肿加剧，下肢尤甚，几乎难以行走，由其女搀扶前来就诊。患者面目一身悉肿，按之窅而不起，下肢肿甚，面色㿠白虚浮，眼睑难以开启，两眼如线状，肚腹肿胀如鼓，自觉胀满小便不利，大便艰涩难下，一身关节沉重，动则作痛。诊其两脉沉迟涩滞，如病蚕食叶状，关尺脉虚微若无，舌胖质嫩色淡，舌苔白腻滑润有液。检视其前所用方，不外乎五皮、五苓、肾气丸之类，然均无效验。综合脉、舌、色、证分析，其病本属中阳不足，真元大伤，寒湿阻络，失于温化，经脉闭阻，三焦不畅，其病已延久，阳微阴盛，非大剂温通不足以解其寒凝。必俟寒解阳回，络脉疏通，方克有济。

拟四逆加味温阳以散寒凝。淡附片30克（先煎），淡吴茱萸10克，淡干姜10克，肉桂6克，炒川椒6克，细辛6克，茯苓10克，3剂。

二诊：四日后患者步行前来就诊，既不需人搀扶，也不需扶手杖。观其肿势已消大半。患者自述服前方一剂后，至午夜腹痛作泄，下如稀水，连续3次。其势如注，总量约5000毫升。因其泄势甚猛，家人甚为担忧，意欲前来急诊，后因见其泄后自觉舒适，且精神尚佳，遂较放心观察。泄后安然入睡。次日服第二剂后又泄3次，约3500毫升。第三剂服后又泄水2次。约2000毫升。三日之内，水肿日见消退，精神日增，饮食知味，已能自主活动，遂来复诊。再诊其脉已由沉迟涩滞变为沉缓濡滑，按之已觉力增，舌白水滑之象已减。说明三进大剂温热，阳气已得振奋，驱逐阴寒水湿之邪由大便泄出，此为三焦畅通之象。

益火之源以消阴翳，仍以前法继进，温阳益气，崇土制水。淡附片30克，淡吴茱萸10克，淡干姜10克，川桂枝10克，炒川椒目6克，黄芪30克，党参20克，白术10克，茯苓10克，5剂。

三诊：药后水肿全消，面色渐转红润，精神日增，饮食睡眠均佳，二便如常，行动自如，能协助家人干些轻活，脉象沉软濡滑，舌白苔润。寒湿虽去，恐其复来，拟丸药处方，常服以资巩固。黄芪60克，党参60克，附片60克，干姜20克，吴茱萸10克，肉桂10克，当归30克，白芍30克，熟地60克，川芎30克，白术30克，陈皮20克，茯苓60克，炙甘草30克，鹿角霜20克，鸡内金30克。上药共研细面，炼蜜为丸，每丸重9克，每日早、午、晚各服1丸，白开水送下，如遇感冒发热可暂停。上药服完后，患者身体日渐强健，水肿未再反复。

按语：此为水肿，缘于阳气衰微，阴寒内盛，闭阻络脉，气血不得流通，三焦不得通畅，水湿无由泄越，溢于肌肤而为水肿。仲景云"病痰饮者，当以温药和之"，概指此言。其证肤肿按之没指，宵而不起，肌肤四肢沉重发凉，时时畏寒，口淡不渴，舌胖质嫩，苔白水滑，脉象沉微，按之无力。治疗此证当以温阳为先，使阳气振奋，则寒湿自去。观本案患者服温热回阳剂后，大便泄水如注，其理即如《伤寒论》所云"以脾家实，腐秽当去故也"。其方用淡附片、淡干姜、淡吴萸，三者合用，最善温阳散寒，再合辛甘大热之肉桂温阳化气，走窜行之之炒川椒，温经散寒之细辛，健脾利水之茯苓，故能振奋脾肾之阳气，而泄壅盛之寒湿。此证以温阳为急，故不可加入阴柔之药，若援引张介宾阴中求阳之例，加入熟地等补肾滋腻之药则误，故初诊、二诊皆不用之。水肿消退之后，以丸药善后调理则可用之。此间道理，细细揣摩，自可明之（赵绍琴医案）。

例2

李某，女，78岁。患者诉膝关节以下发冷一年余，伴口苦，口腔糜烂，咽部不适，喜热饮，饮后则感舒适，二便调，舌淡苔薄，脉弦细。有慢性咽炎病史。

酒制附片30克，干姜20克，炙甘草20克，肉桂20克，桂枝20克。7剂，水煎服。

二诊：患者诉膝关节以下出汗、量少，口苦等上部不适减轻，怕风，手指清晨发麻，舌淡苔薄，脉细。

　　知是药已中的，阳药运行，阴霾为开，故见微汗出，予酒制附片 40 克，干姜 30 克，炙甘草 20 克，肉桂 30 克，桂枝 30 克，伸筋草 20 克，桑枝 30 克，桃仁 10 克，红花 10 克，怀牛膝 20 克，云苓 50 克，益母草 50 克。

　　三诊时诸症已大为缓解，以前方加减进退而愈。

　　按语： 患者年近八旬，肾元虚损，真阳无以温煦，阴寒凝聚，寒水下行，则膝关节以下发冷。患者虽见口苦，口腔糜烂，咽部不适，似是阳证，然则患者喜热饮，岂有阳证而欲热饮乎？明是阴寒内盛，逼阳上浮，故见口苦而脚冷。舌脉之象亦说明其阳虚不足。故辨证属虚阳上浮，上热下寒证。治宜温先天之阳，逐少阴之寒，使阳回阴散，方用四逆汤温补肾阳，佐以肉桂、桂枝引火归元。二诊时，患者膝关节以下微汗出，此系阴得阳运、阴寒扩散之象，故乘胜追击，加大药量；久病入络，阳虚无力推动血行，加桃仁、红花活血通络；晨起指麻，实乃阳虚无以温煦所致，以伸筋草、桑枝、桂枝疏通经络，引药至病所，实有"以枝愈肢"之意；阴寒久居，水湿不利，正所谓湿盛则阳微，故以云苓、益母草、怀牛膝利水除湿，助阳回阴散寒（李恩宽医案）。

（归纳整理：文　辉）

二、和 阳 法

因为外来的原因使阳气的运行出现了障碍，则障碍出现在哪里？主要出现在皮肤、肌腠，经络主要涉及足太阳膀胱经和足少阳胆经，造成经气不利、枢机不和的情况。在脏无他病的前提下，此时使阳气秘固最好的方法就是和阳法。

和阳法主要有两种：一是调和营卫法，二是和解少阳法。调和营卫用桂枝汤，和解少阳用小柴胡汤。这两个方可谓是经典方中的经典方。学会运用这两个方中医水平将有长足进步。

桂枝汤是众方之祖，古方以此为胚胎者有百余方，其作用可上可下，可左可右，可前可后，可虚可实，适用广泛，变化无穷。笔者曾经治疗一孕妇疟疾，寒热往来，西药又不能用，中药抗疟药常山之类又碍胎，怎么办？笔者想到了桂枝汤，加上青蒿一味绞汁，掺入汤中，结果大获全效。所以说桂枝汤是经方中的名方，确无虚名。再说说小柴胡汤。该方寒热并用，攻补兼施，有疏利三焦气机，调达上下升降，宣通内外，运行气血的作用，运用范围极其广泛。这两个方，其实都是在脏无他病的情况下，针对运行在皮肤肌腠的阳气不和及即将进一步导致少阳胆经不舒、阳气受阻的状态，通过调和营卫运行轨道及深一层次调和三焦的办法，使营卫俱和，三焦得通，津液因下，胃气因和。和阳法是秘固阳气的上乘法，在兵法中属于"上兵伐谋""不战而屈人之兵"法。中国人讲究中庸之道，凡事以和为贵，两不相欠，共同发展，说的就是这个道理，用在医学上，和阳法就呼之欲出了。

和阳法的本质是暗助阳气，只是配方的时候兼顾了扶助后天产生阳气的脾胃之气，这体现在生姜、红枣、甘草的应用上。临床上千万不要小看这组中药，就像两国交战，粮草先行一样，没有这组中药作后盾，前面你怎样折腾，都达不到和的目的。所以生姜、大枣、甘草这三味药，只要在方中同时出现，医者和的手段就昭然若现。重视阳气理论好说，但重阳气没有重胃气这个手段作后盾，全靠提升先天肾命元之气抵御外邪，是一种竭泽而渔的方法。一个好的中医就会采用"和"的办法，也就是采用暗助阳气加上调整胃气的手段，用柴胡桂枝之类疏通通道，使邪有出路，正有扶助，达到一种营卫经络之气运行畅通的局面，使人体五脏功能正常，气血旺盛，精神矍铄，健康活泼。

记得大学时期老师讲和法时，我们大多数同学似懂非懂，觉得很神秘，临床工作这么多年了，见过了也用过了，才恍然大悟，和法不就是"暧昧之法"吗？表面上用一两味普通的药作主药，其实玄机还是在于调动阳气的生化之源，使阳气生生不息，这样一组合，和阳的目的在不知不觉中就达到了。玄机就是用生姜、大枣、甘草几味调胃之品。《道德经》曰："玄之又玄，众妙之门。"这个"妙"就体现在生姜、大枣、甘草三味药上。千万不要小看这组药，没有这组妙药，和阳之门是开不了的。这就像芝麻开门一样神秘又简单。

和阳法体现了中国文化，本身"和"字就是一张口靠着禾苗，就是"吃"，实际就是胃气啊！

（一）和阳法用药简述

桂 枝

桂枝为樟科植物肉桂的干燥嫩枝，主产于广东、广西及云南，生用。其味辛、甘，性温，归心、肺、膀胱经；有发汗解肌、温通经脉、助阳化气的功效。其用于治疗风寒感冒；寒凝血滞诸痛证；痰饮，蓄水证；心悸，奔豚。本品辛温助热，易伤阴动血，凡外感热病、阴虚火旺、血热妄行等证，均当忌用。孕妇及月经过多者慎用。

《医学启源》云："去伤风头痛，开腠理，解表，去皮风湿。"

《本草经疏》云："实表祛邪。主利肝肺气，头痛，风痹骨节挛痛。"

《药品化义》云："专行上部肩臂，能领药至痛处，以除肢节间痰凝血滞。"

《本草备要》云："温经通脉，发汗解肌。"

《本草再新》云："温中行血，健脾燥胃，消肿利湿。治手足发冷作麻，筋抽疼痛，并外感寒凉等症。"

现代研究表明，桂枝的主要成分为桂皮醛等。桂枝醇提取物在体外能抑制大肠杆菌、枯草杆菌及金黄色葡萄球菌，对白色葡萄球菌、志贺氏菌、伤寒和副伤寒甲杆菌、肺炎球菌、产气杆菌、变形杆菌、炭疽杆菌、沙门氏菌、霍乱弧菌等亦有抑制作用。桂枝还有抗病毒作用及利尿作用。

柴 胡

柴胡为伞形科植物柴胡或狭叶柴胡的干燥根或全草，按性状不同，前者习称北柴胡，后者可称南柴胡。北柴胡主产于河北、河南、辽宁、湖北、陕西等地；南柴胡主产于湖北、四川、安徽、黑龙江、吉林等地。其味苦、辛，性微寒；有解表退热、疏肝解郁、升举阳气的功效；可治疗表证发热，少阳证，肝郁气滞，气虚下陷，脏器脱垂，又是治疗疟疾寒热的常用药。柴胡其性升散，肝风内动、肝阳上亢、气机上逆者忌用或慎用。

《滇南本草》云："伤寒发汗解表要药。退六经邪热往来，痹痿；除肝家邪热劳热，行肝经逆结之气，止左胁肝气疼痛。"

《本经逢原》云："小儿五疳羸热，诸疟寒热，咸宜用之。痘疹见点后，有寒热或胁下疼热，于透表药内用之，不使热留少阳经中，则将来无切牙之患。"

柴胡主要含柴胡皂苷（a、b、c、d 四种）、甾醇、挥发油、脂肪酸（油酸、亚麻酸、棕榈酸、硬脂酸等）和多糖等。其有效成分柴胡皂苷有抗炎作用，该作用与增强肾上腺皮质功能等有关，柴胡皂苷又有降低血浆胆固醇的作用。柴胡有较好的抗脂肪肝、抗肝损伤、利胆、降低转氨酶、兴奋肠平滑肌、抑制胃酸分泌、抗溃疡、抑制胰蛋白酶等作用。柴胡煎剂对结核杆菌有抑制作用。此外，柴胡还有抗感冒病毒、增加蛋白质合成、抗肿瘤、抗辐射及增强免疫功能等作用。

（二）和阳法方剂简述

桂 枝 汤

桂枝汤的方药组成：桂枝9克，芍药9克，炙甘草6克，生姜9克，大枣3枚。用法："上五味，哎咀三味，以水七升，微火煮取三升，去滓。适寒温，服一升。服已须臾，啜热稀粥一升余，以助药力。温覆令一时许，遍身漐漐微似有汗者益佳，不可令如水流离，病必不除。若一服汗出病瘥，停后服，不必尽剂；若不汗，更服依前法；又不汗，后服小促其间，半日许令三服尽；若病重者，一日一夜服，周时观之。服一剂尽，病证犹在者，更作服；若不汗出，乃服至二三剂。禁生冷、黏滑、肉面、五辛、酒酪、臭恶等物"。本方证为风寒伤人肌表，腠理不固，卫气外泄，营阴不得内守，肺胃失和所致。治疗以解肌发表、调和营卫为主。本方证属表虚，腠理不固，且卫强营弱，所以既用桂枝为君药，解肌发表，散外感风寒，又用芍药为臣，益阴敛营。桂、芍相合，一治卫强，一治营弱，合则调和营卫，是相须为用。生姜辛温，既助桂枝解肌，又能暖胃止呕。大枣甘平，既能益气补中，又能滋脾生津。姜、枣相合，还可以升腾脾胃生发之气而调和营卫，所以并为佐药。炙甘草之用有二：一为佐药，益气和中，合桂枝以解肌，合芍药以益阴；一为使药，调和诸药。所以本方虽只有五味药，但配伍严谨，散中有补，正如柯琴在《伤寒附翼》中赞桂枝汤"为仲景群方之魁，乃滋阴和阳，调和营卫，解肌发汗之总方也"。

吴谦等编纂的《医宗金鉴》曰："名曰桂枝汤者，君以桂枝也。桂枝辛温，辛能发散，温通卫阳。芍药酸寒，酸能收敛，寒走阴营。桂枝君芍药，是于发汗中寓敛汗之旨；芍药臣桂枝，是于和营中有调卫之功。生姜之辛，佐桂枝以解表；大枣之甘，佐芍药以和中。甘草甘平，有安内攘外之能，用以调和中气，即以调和表里，且以调和诸药。以桂芍之相须，姜枣之相得，借甘草之调和，阳表阴里，气卫血营，并行而不悖，是刚柔相济以相和也。而精义在服后须臾啜稀粥以助药力。盖谷气内充，不但易为酿汗，更使已入之邪不能少留，将来之邪，不得复入也。又妙在温覆令一时许，漐漐微似有汗，是授人以微汗之法也，不可令如水流漓，病必不除，是禁人以不可过汗之意。此方为仲景群方之冠，乃解肌发汗、调和营卫之第一方也。凡中风、伤寒、脉浮弱，汗自出而表不解者，皆得而主之。"

小 柴 胡 汤

小柴胡汤的方药组成：柴胡24克，黄芩、人参、半夏、甘草（炙）、生姜（切）各9克，大枣4枚（擘）。本方证多由邪在少阳、经气不利、郁而化热所致。治疗以和解少阳为主。少阳经病证表现为三焦经及胆经的病证。少阳病证，邪不在表，也不在里，汗、吐、下三法均不适宜，故惟宜和解之法。本方中柴胡苦、辛，微寒，入肝胆经，透泄少阳之邪，并能疏泄气机之郁滞，使少阳半表之邪得以疏散；黄芩清泻邪热，为臣药；半夏和胃降逆；人参、炙甘草扶助正气，抵抗病邪；生姜、大枣和胃气，生津。使用以上方剂后，可使邪气得解，少阳得和，上焦得通，津液得下，胃气得和，有汗出热解之功效。

《伤寒论》曰："伤寒五六日，中风，往来寒热，胸胁苦满，嘿嘿不欲饮食，心烦喜呕，或胸中烦而不呕，或渴，或腹中痛，或胁下痞鞭，或心下悸，小便不利，或不渴、身有微热，或咳者，小柴胡汤主之。"

吴崑《医方考》曰："柴胡、黄芩能和解少阳经之邪，半夏、生姜能散少阳经之呕，人参、甘草能补中气之虚，补中所以防邪之入里也。"

（三）与和阳法相关的其他治疗

历代中医学家认为，失眠以七情内伤为主要病因，涉及心、脾、肝、胆、肾等脏腑，病机总属营卫失和，阴阳失调为病之本，或阴虚不能纳阳，或阳盛不得入阴。《灵枢·大惑论》云："卫气不得入于阴，常留于阳，留于阳则阳气满，阳气满则阳跷盛，不得入于阴则阴气虚，故目不瞑矣。"《灵枢·邪客》指出"今厥气客于五脏六腑则卫气独卫其外，行于阳，不得入于阴。行于阳则阳气盛，阳气盛则阳跷陷，不得入于阴，阴虚，故目不瞑"。阴阳失和是失眠的关键所在。针灸疗法用针刺、艾灸的方法在人体经络及经外腧穴施以一定的手法，通常会取内关、三阴交两穴，内关通调三焦的病症，三阴交疏通三阴，使阴入阳，这两穴的选择也体现了一个"和"字，通过和阴促阳，阴阳调和，通调营卫气血，调整经络、脏腑功能从而治疗失眠。推拿疗法同样可以循经取穴，用点按手法，但力度要柔和，也体现一个"和"字，使阴阳调和，邪祛正安。

（四）与和阳法相关的医案

例1

杨某，男，60岁。因汗出过多于2008年6月1日初诊。患者体虚容易感冒，汗出多天，头痛，微热，恶风，稍进食则汗出不止，口干，不能进食寒凉之物。精神差，舌质淡，苔厚腻，脉沉细（轻取则浮），曾多方求治，疗效不明显。既往患有心脏病、风湿病。观其脉证符合桂枝汤证。

遂予炙黄芪30克，炮附子6克（先煎），桂枝15克，白芍12克，生姜6克，炙甘草6克，大枣6枚。3剂，水煎温服，日2次。

二诊（6月5日）：患者自述服上方后一剂则汗止，余无不适。此次因不慎受凉感冒又头痛，低热汗出，疲乏无力，口干，舌淡苔厚腻，脉浮细。予炙黄芪45克，炙附子6克（先煎），桂枝15克，白芍12克，党参12克，羌活9克，防风10克，白术10克，炙甘草6克，大枣6枚。3剂，水煎温服，日2次。

三诊（6月9日）：患者自述服药后一切良好，头痛、出汗等症消失，仍感觉疲乏，口干，微热，舌淡苔厚，脉浮细，根据其病史去党参、羌活、防风。予炙黄芪45克，炮附子6克（先煎），桂枝15克，白芍15克，生姜9克，炙甘草9克，大枣6枚，泽泻9克，茯苓9克。3剂，水煎温服，日2次，以巩固疗效。

例2

张某，女，59岁。患风湿性心脏病。患者初冬感冒，发热恶寒，头痛无汗，胸胁发满，兼见心悸，时觉有气上冲于喉，更觉烦悸不安，倍感痛苦。脉来时止而有结象。此为少阳气机郁勃不舒，复感风寒，由于心阳坐镇无权，故见脉结而挟冲气上逆。此证原有风心病而又多郁，外感内伤相杂，治法：解少阳之邪，兼下上冲之气。

处方：柴胡 12 克，黄芩 6 克，桂枝 10 克，半夏 9 克，生姜 9 克，大枣 5 枚，炙甘草 6 克。3 剂后诸症皆安。

参 考 文 献

邓中甲，2003. 方剂学[M]. 北京：中国中医药出版社.

老子，2015. 道德经[M]. 长春：吉林出版集团有限责任公司：1-25.

（归纳整理：刘　芳）

三、清 阳 法

《素问·阴阳应象大论》曰："阴阳者，天地之道也，万物之纲纪，变化之父母，生杀之本始，神明之府也。治病必求于本。"将阴阳上升到道、纲领、所在、由生、由来的高度，治病必须考虑的本源，这是一个至高至尊的地位，作为后学者的我们，有什么理由忽略或浅尝辄止呢？

《素问·阴阳应象大论》曰："清阳出上窍，浊阴出下窍；清阳发腠理，浊阴走五脏；清阳实四肢，浊阴归六腑。"无形的、充满活力的、濡养温煦动能十足的阳气挟接有形的、具有滋润功能的阴血精津物质，无时不充满人体的汗孔皮肉脏腑经脉，又将有形的浊物通过出汗、大小便排泄于外，从而维持人体正常的新陈代谢。

临床上我们经常碰到这样的患者，譬如莫名其妙觉得烦躁或忧郁，有时感觉到胸口闷，甚至失眠。很多人一吃煎炒油炸的东西就上火，口角发炎，咽喉发干发哑发痛；还有熬夜娱乐、酗酒抽烟导致的很多亚健康患者，临床上很多医生都是从疏气或清热利咽角度出发治疗的，治疗有一定效果，但就是不断根。为什么呢？这是因为又把前面的经文给忘了。治病必求于本，本在哪里？本在阴阳，阳主阴从，阳主外阴主守。在外的阳气运行出现了问题，阳气微结，出上窍的功能紊乱了，与其他部位的阳气相比，一是过盛了，二是郁滞了。此时用大苦大寒的清热解毒药又恐再败阳气，用疏理气机药又恐再耗阳气。一怕败，二怕耗，阳气虽然出现了问题，但并没有出现所谓的过寒过热征象，按现代话说可能是内分泌功能紊乱、神经症或上火。这时候非要医生入细不可，入细的方法就是泌别清浊，使滞结的阳气顺畅，把与阳气纠结在一起且缠绕不清的浊邪祛除，这个方法就称为清阳法。

张仲景治阳气痞结的大黄黄连泻心汤、治心中懊憹的栀子豉汤系列方，历代都是从热出发解释，没有从阳气角度看问题，望方生义，以为大黄、黄连、栀子属苦寒之品，不治热治什么？从而辜负了仲景一片美意。

痞、烦其实都是阳气太过出现的问题，《素问·生气通天论》曰："阳气者，烦劳则张"，说的就是这个问题。所以张仲景大黄黄连泻心汤即用开水泡一下这两味药，栀子豉汤更是用家常调味的豆豉入药，呵护阳气又维护阳气，同时协助阳气祛除浊邪之心拳拳可见。这就是今天我要说的张仲景独创的清阳法。可惜今天能从阳气的角度看问题的医生不多了，更谈不上对张仲景清阳法的弘扬了。痞证、烦、心中懊憹证都是阳气郁结所致，属于郁结证中偏阳的部分多一点，处于化热又未化热的中间状态，这时候用苦寒清热药是不能取其味的，其代表方泻心汤、栀子豉汤的煎法是大有讲究的，都是取其气与阳气相合，达到清泄浊阳的目的，以利于清理门户，化解郁结之阳气，使阳气运行恢复正常。后世医家创制的治六郁用栀子的越鞠丸，即由此衍生而来。

清阳法是针对清阳出上窍出现的病证而设，是秘固阳气的一个重要治疗方法，针对现代一系列神经症有独特疗效。清阳之法，并非清热，不是热盛太过扰乱内平衡，而是给被邪浊困扰的阳气清理道路，使之畅通无阻，不会困于某处显得太过。这样，畅通无阻的清阳之气才得以在人体经脉脏腑之间循环，发挥其卫外温煦化生的正常生理功能。一句话，清阳之法，并不是针对体内绝对的热盛去清泄它，而是把困于局部的清阳之气解救出来，让其得以往上走，出上窍。用药之时，关键在于药物煎煮法，要取其气，气阳结合，助被困之阳气得以解脱，恢复正常运行。"清"字，可以理解为"轻"字，轻清上扬，符合阳气特性。"清"字，又代表清宣阳气，要用一些凉性的药品，不能偏寒，否则煎煮的时候就要采取必要的措施了，这样抑郁过久的阳气将要化热的时候，可以轻松剔除将要化为热邪的浊阳部分，使大部分正常的阳气走上正确的运行轨道。这就是清阳法的奥秘所在。清阳法，轻灵之法，轻宣之法。

后世温病学家的轻宣活泼流通之法，即秉承于此，但那是针对发热疾病。这里所说的清阳法原始要义还是针对痞满、烦扰、失眠、情绪失控等杂病，也就是"上火—炎—痰（瘀）—瘤"病变规律的上火这一阶段。清阳法在上火阶段大有可为。

（一）清阳法用药简述

大　黄

大黄为蓼科植物掌叶大黄、唐古特大黄或药用大黄的干燥根及根茎。主产于甘肃、青海、四川、云南西北部及西藏。其性寒，味苦，归胃、大肠、肝、脾经，有泻下攻积、泻火解毒、活血祛瘀、清泻湿热的功效，可治疗胃肠实热积滞、大便秘结、腹胀腹痛等多种瘀滞证，能导湿热从大便而出。大黄生用泻下作用较强，熟用则泻下作用较缓而长于泻火解毒，清利湿热；酒制功擅活血，且善清上焦血分之热；炒炭常用于凉血止血。

《本草经解》曰："入手太阳寒水小肠经……入手少阴心经、手少阳相火三焦经……兼入足阳明胃经、手阳明大肠经。"

《神农本草经》曰："味苦，寒。主下瘀血，下闭，寒热，破癥瘕，积聚，留饮宿食，荡涤肠胃，推陈致新，通利水谷道，调中化食，安和五脏。生山谷。"

《证类本草》曰："去寒热……消食，炼五脏，通女子经候，利水肿，能破痰实，冷热，结聚宿食，利大小肠，贴热毒肿，主小儿寒热时疾，烦热蚀脓，破留血。"

现代研究表明，口服大黄后，其有效成分在消化道内被细菌代谢为具有生物活性的代谢产物而发挥泻下作用。亦有研究证明，大黄发挥泻下作用的另一途径是番泻苷由小肠吸收后，经肝脏转化为苷元，再刺激胃壁神经丛而引起大肠蠕动致泻，同时一部分以原型或苷元随血转运到大肠，刺激黏膜下神经丛和更深部肌肉神经丛等，使肠运动亢进，引起泻下。大黄的泻下成分能排泄于乳汁中，产妇服用后可引起婴儿腹泻。大黄具有兴奋和抑制胃肠的双重作用，前者的物质基础是番泻苷，后者的物质基础是鞣质。实验表明，大黄汤对小鼠的胃肠道初期有运动亢进作用，后期有运动抑制作用，低浓度有促进作用，高浓度有抑制作用。大黄中所含鞣质对胃肠运动有抑制作用，故在产生泻下作用后可出现便秘。大剂量使用大黄（1～5克）时产生泻下作用，小剂量使用大黄（0.05～0.3克）时则出现便秘，其机制与大黄中所含鞣质的收敛作用掩盖了含量过少的泻下成分的作用有关。大黄可减轻内毒素性低血压，消除氧自由基，降低再灌注期血浆、肺、小肠等内源性一氧化氮的水平，降低肠、肝、肺毛细血管通透性，减轻内毒素引起的肠壁血管通透性增加，防止肠道细菌移位及内毒素进入血循环等。临床可用于严重创伤、感染性休克、多器官功能障碍综合征等危重病导致的胃肠功能衰竭的预防及治疗。

（二）清阳法方剂简述

大黄黄连泻心汤

药物组成：大黄 6 克，黄连 3 克。本方主治心下痞，按之濡，其脉关上浮者。用法：上二味，用麻沸汤 200 毫升渍之，须臾绞去滓，分 2 次温服。大黄、黄连之苦寒，以导泻心下之虚热。但以麻沸汤渍服者，取其气薄而泻虚热。

《绛雪园古方选注》曰："痞有不因下而成者，君火亢盛，不得下交于阴而为痞，按之虚者，非有形之痞，独用苦寒，即寓伤正。"如大黄泻营分之热，黄连泻气分之热，且大黄有攻坚破结之能，其泻痞之功即寓于泻热之内，故以大黄名其汤。以麻沸汤渍其须臾，去滓，取其气，不取其味，治虚痞不伤正气也。

（三）与清阳法相关的其他治疗

清阳法在临床上治疗上消化道出血、胃病、口腔溃疡、高血压、急性脑血管病、细菌性痢疾等均有良效。治疗椎动脉型颈椎病，患者头晕，大多属于清阳不升，中医外治法宜采用补法灸大椎、风池、风府穴，效果奇佳。同时还可以配合颈部中药熏蒸、微波热疗，改善局部血液循环，缓解症状。

（四）与清阳法相关的医案

例 1

王某，女，42 岁，1994 年 3 月 28 日初诊。患者心下痞满，按之不痛，不欲饮食，小便短赤，大便偏干，心烦，口干，头晕耳鸣，舌质红，苔白滑，脉沉弦小数。此乃无形邪热痞于心下之证。西医诊为自主神经功能紊乱。

用大黄黄连泻心汤以泄热消痞：大黄 3 克，黄连 10 克，沸水浸泡片刻，去滓而饮。患者服 3 剂后则心下痞满诸症爽然而愈（刘渡舟医案）。

例 2

柯某，男，48 岁，1962 年 5 月 21 日入院。患者有与肺结核患者长期接触史，去春咳嗽，咯少量血。1962 年 3 月间，咳吐脓血痰，经 X 线透视，诊断为空洞型肺结核。诊见面色苍黄，两颧微赤，舌苔糙白微黄，溺白便秘，痰出白腻而带腥臭，发音微嘶，脉弦滑数，右手特大，甚则滑动搏指。入院 5 小时出血约 500 毫升，当即灌服童便及十灰散，继予肃肺保金、豁痰止血之剂。血止后觉胸中热痛，怔忡盗汗，音低而嘶。又进养阴清肺、咸寒降火宁心方 5 剂，仍大量出血，且较第一次更剧。经急救止血后，尚频频咳痰带血，脉洪数滑动，胸痛心烦。

改投苦寒泻火方：大黄 15 克，黄芩 9 克，黄连 12 克，生栀子 12 克。患者连服 12 剂，血止，咳息，胸痛平，脉转缓滑，于 1962 年 6 月 11 日出院。随访两月余，未见再出血，X 线透视显示病灶已愈合。

参 考 文 献

李璇，刘春芳，2018. 大黄黄连泻心汤临证新用[J]. 实用中医药杂志，34（1）：121-122.

（归纳整理：张炜华）

四、汗阳法

本法命名，想了很久，用"发"字或"散"字都不恰当，用"汗"字虽然拗口，但还是它比较确切。

汗阳法的代表方就是麻黄汤。用麻黄汤通过发汗的途径发散困遏肌表阳气的风寒外邪，恐怕学过中医的人都是知道的，此汗阳法一目了然，从理论上怎样探讨都没有新意。唯一要说的是，现代少有人敢在临床实践中用麻黄汤。畏惧麻桂如蝎虎，是现代中医的通病。我到今天都想不通，麻黄、桂枝这两味普通的药，为何很多中医师一提到就噤若寒蝉。大家都是有生活常识的人，江西萍乡地区的煮狗肉、炖羊肉，家家户户都大把地放五香、八角，特别是加入大块的桂皮，熬出的汤鲜美无比，再配上宣风谷酒，愈加美味。这样的吃法，代代相传，也没有看到谁出了什么大问题，为什么这两味药到了我们中医手里，却使我们畏首畏尾、没有一点自信呢？我想了好久，估计是在学校读书的时候，老师讲的张仲景"桂枝下咽，阳盛则毙"这句话，把大家给吓坏了。其实，刚才我举的那个生活中的例子，已经把这句话给废了，大家万不可杞人忧天，自己吓自己。临床上好好掌握辨证，该怎么用就怎么用，千万不要将一个千古名方废在我们手里。

麻黄汤发汗功效确切，可为什么有时我们在临床上用之，反而疗效并不确定了呢？这种情况我在临床上也经常遇到。思考良久，我觉得是因为现代生活方式及饮食习惯与古人不同了。很多风寒困遏阳气的感冒患者，都挟有湿邪，湿邪黏腻，缠绵难愈，并非一汗而战可以成功的，调整思路后，我经常开麻黄汤合荆防败毒散，风寒湿三邪一起祛除，许多感冒患者一汗而愈，轻松愉快，交口称赞。

这里所提的汗阳法，与教科书上所说的是一致的。唯一的要求就是大家能够在临床上去实践，不要畏首畏尾，不要因为那一句话就辜负了一个疗效确切的千古名方。

（一）汗阳法用药简述

麻 黄

麻黄为麻黄科植物草麻黄、中麻黄或木贼麻黄的干燥草质茎。主产于吉林、辽宁、内蒙古、河南、河北、山西及陕西等地。其性温，味辛、微苦，有发汗散寒、宣肺平喘、利水消肿的功效，可治疗风寒感冒、胸闷喘咳、风水浮肿、支气管哮喘等病症。因麻黄发汗力强，故外感风寒轻证、心悸、失眠、肺虚咳喘等均应忌用或慎用。老人、体虚者及小儿宜用麻黄绒。

《神农本草经》曰："主治中风伤寒头痛，温疟，发表出汗，去邪热气，止咳逆上气，除寒热，破癥坚积聚。"

《名医别录》曰："通腠理……解肌。"

现代研究表明，麻黄主要成分为多种生物碱，如麻黄碱、伪麻黄碱、麻黄次碱等，另含挥发油、黄酮类化合物，麻黄挥发油有发汗作用，麻黄碱能使处于高温环境下的人汗腺分泌增多、增快。麻黄挥发油对流感病毒有抑制作用。其甲醇提取物有抗炎作用。其煎剂有抗病原微生物作用。麻黄碱和伪麻黄碱均有缓解支气管平滑肌痉挛的作用。麻黄碱能兴奋心脏，收缩血管，升高血压，对中枢神经有明显的兴奋作用，可引起兴奋、失眠、不安。伪麻黄碱有明显的利尿作用。西医的感冒药中多含麻黄碱及伪麻黄碱类药物。

（二）汗阳法方剂简述

麻 黄 汤

药物组成：麻黄9克，桂枝6克，杏仁9克，炙甘草3克。本方证为外感风寒、肺气失宣所致。风寒之邪外袭肌表，使卫阳被遏，腠理闭塞，营阴郁滞，经脉不通，故见恶寒、发热、无汗、头身痛；肺主气属卫，外合皮毛，寒邪外束于表，影响肺气的宣肃下行，则上逆为喘；舌苔薄白，脉浮紧皆是风寒袭表的反映。治当发汗解表，宣肺平喘。方中麻黄苦辛性温，归肺与膀胱经，善开腠发汗，祛在表之风寒；宣肺平喘，开闭郁之肺气，故本方用为君药。由于本方证属卫郁营滞，单用麻黄发汗只能解卫气之闭郁，所以又用透营达卫的桂枝为臣药，解肌发表，温通经脉，既助麻黄解表，使发汗之力倍增；又畅行营阴，使疼痛之症得解。二药相须为用，是辛温发汗的常用组合。杏仁降利肺气，与麻黄相伍，一宣一降，以恢复肺气之宣降，加强宣肺平喘之功，是宣降肺气的常用组合，为佐药。炙甘草既能调和麻、杏之宣降，又能缓和麻、桂相合之峻烈，使汗出不致过猛而耗伤正气，是使药而兼佐药之用。四药配伍，表寒得散，营卫得通，肺气得宣，则诸症可愈。

柯琴《伤寒附翼》曰："此为开表逐邪发汗之峻剂也。古人用药用法象之义，麻黄中空外直，宛如毛窍骨节，故能去骨节之风寒，从毛窍而出，为卫分发散风寒之品。桂枝之条纵横，宛如经脉系络，能入心化液，通经络而出汗，为营分散解风寒之品。杏仁为心果，温能助心散寒，苦能清肺下气，为上焦逐邪定喘之品。甘草甘平，外拒风寒，内和气血，为中宫安内攘外之品。此汤入胃行气于玄府，输精于皮毛，斯毛脉合精而溱溱汗出，在表之邪，其尽去而不留，痛止喘平，寒热顿解，不烦啜粥而藉汗于谷也。"

（三）与汗阳法相关的其他治疗

汗阳法顾名思义主要是发汗，日常生活中一些初期感冒患者都会使用此简便方法治疗，如多吃辣椒发汗、使用姜葱泡水洗澡、运动发汗等。

此外，还可以使用艾灸进行治疗。艾灸是用艾叶制成的艾灸材料产生的热量刺激体表穴位或特定部位，通过激发经气的活动来调整人体紊乱的生理功能，从而达到防病治病目的的一种治疗方法。人体的正常生命活动有赖于气血的作用，气行则血行，气止则血止。

血在经脉中流行，完全是由于气的推送。很多原因都可影响气血的运行，变生百病，如"寒则气收"等。气温则血滑，气寒则血凝，也就是说，气血的运行有遇温则散、遇寒则凝的特点。热灸对经络穴位产生温热性刺激，可以温经散寒，加强机体气血运行，达到临床治疗目的。

（四）与汗阳法相关的医案

例1

一乡人邱生者，病伤寒，许为诊视，发热、头痛、烦渴，脉虽浮数而无力，尺以下迟而弱。许曰：虽麻黄证而尺迟弱，仲景云：尺中迟者，荣气不足，血气微少，未可发汗。

用建中汤，加当归、黄芪令饮。翌日脉尚尔。其家煎迫，日夜督发汗药，言几不逊矣。许忍之，但只用建中调荣而已，至五日，尺部方应，遂投麻黄汤，啜二服，发狂，须臾稍定，略睡，已得汗矣。信知此事为难。仲景虽云，不避晨夜，即宜便治，医者须察其表里虚实，待其时日，若不循次第，暂时得安，亏损五脏，以促寿限，何足贵也（许叔微医案）。

例2

刘某，男，50岁。隆冬季节，患者因工作需要出差外行，途中不慎感受风寒之邪，当晚即发高热，体温达39.8℃，恶寒甚重，虽覆两床棉被，仍恶寒、战栗，周身关节无一不痛，无汗，皮肤滚烫而咳嗽不止。视其舌苔薄白，切其脉浮紧有力，此乃太阳伤寒表实之证。治宜辛温发汗，解表散寒。

用麻黄汤：麻黄9克，桂枝6克，杏仁12克，炙甘草3克。1剂而愈（刘渡舟医案）。

参 考 文 献

陈明，2006. 金匮名医验案精选[M]. 北京：学苑出版社：1-628.
陈明，刘燕华，李方，1996. 刘渡舟验案精选[M]. 北京：学苑出版社：89.

（归纳整理：陶华清　彭　博）

五、降 阳 法

阳气上升过度，只升不降，出现呕吐、咽喉不利、胸闷等症，怎么办？最有效、最便捷的方法就是降阳法。张仲景在《伤寒杂病论》中最喜欢用的降阳药是半夏。书中共有三十九个方剂用了半夏，包括葛根加半夏汤、小柴胡汤、小青龙汤、小青龙加石膏汤、厚朴生姜半夏甘草人参汤、大柴胡汤、柴胡加芒硝汤、小陷胸汤、柴胡桂枝汤、半夏泻心汤、生姜泻心汤、甘草泻心汤、旋覆代赭汤、黄芩加半夏生姜汤、黄连汤、苦酒汤、半夏散及汤、竹叶石膏汤、鳖甲煎丸、射干麻黄汤、厚朴麻黄汤、泽漆汤、麦门冬汤、越婢加半夏汤、奔豚汤、瓜蒌薤白半夏汤、附子粳米汤、赤丸方、甘遂半夏汤、小半夏汤、小半夏加茯苓汤、苓桂甘草去桂加苓汤、苓桂五味甘草去桂加姜辛夏汤、苓桂甘草去桂加姜辛夏杏大黄汤、半夏麻黄丸、半夏干姜散、干姜人参半夏丸、半夏厚朴汤、温经汤。这三十九个方剂治疗的病证症状虽然可能各不相同，但病机有一个共同特点，即阳气上升过度。半夏化痰降逆作用确实强大，实际上半夏不但能降浊阴上逆，还能降只升不下之阳气。理解了半夏的这一功效特点，那么竹叶石膏汤、麦门冬汤、半夏厚朴汤等方中用半夏就好解释了，半夏散及苦酒汤治疗咽喉炎及急性扁桃体炎的机制也就迎刃而解了。降阳法和潜阳法不同，针对的是功能病变影响到气分，出现的问题是气机逆行，像小孩子贪玩不知道回家一样，只要大人一喊，马上就知道回家。而潜阳法针对的病证就不一样了，那是心神出了问题，部位及程度都要深，影响到血分，非要重镇感召不可。

半夏白术天麻汤将半夏作为主药，共奏补脾胃、化痰湿、定虚风之功。因脾胃虚弱，痰湿内阻，虚风上扰，致痰厥头痛，症见头痛如裂、头晕目眩、胸脘烦闷、恶心呕吐、痰唾黏稠、气短懒言、四肢厥冷、不得安卧者，皆属阳气上升太过所致。半夏白术天麻汤从阳气上升过度理解要比从教科书理解更科学。半夏在阳气鼎盛的夏季之半采挖，禀阳气之盛，栽培土中，属根实之物，又具沉降之性，故半夏是一个降阳气的要药。

（一）降阳法用药简述

半 夏

半夏为天南星科植物半夏的干燥块茎，具有燥湿化痰、降逆止呕、消痞散结等功效，用于湿痰寒痰，咳喘痰多，痰饮眩悸，风痰眩晕，痰厥头痛，呕吐反胃，胸脘痞闷，梅核气；外治痈肿痰核。现代药理研究显示半夏对食管癌、胃癌、舌癌、上颌窦癌、皮肤癌及恶性淋巴瘤具有较好的疗效，半夏总蛋白具有抗肿瘤作用、止咳作用、对胃肠道的作用。吴皓等发现姜矾半夏和姜煮半夏均可减缓大白鼠肠胃运动，而生半夏能明显抑制大白鼠胃

液中前列腺素 E_2 的含量，从而导致胃黏膜较大程度（70%）损伤，明显促进肠胃运动。这与生半夏致吐泻、胃腹灼痛等毒性作用及炮制后和胃降逆止呕的功效极为对应。王蕾等发现半夏生物碱对顺铂、阿扑吗啡致水貂呕吐均有抑制作用，其止吐机制为抑制呕吐中枢，但其化学结构及作用于何种受体发挥止吐作用有待进一步研究，其对硫酸铜及运动病所致呕吐无效。半夏总生物碱对二甲苯致小鼠耳郭肿胀、醋酸致小鼠毛细血管通透性的增加及大鼠棉球肉芽肿的形成等炎症模型均有明显的对抗作用，为半夏发挥抗炎作用的主要有效部位之一，且此作用部位与前列腺素 E_2 的产生和释放受抑制有关。

（二）降阳法方剂简述

半夏白术天麻汤

半夏白术天麻汤是中医经典古方，出自《医学心悟》，具有化痰熄风、健脾祛湿之功效，为祛痰剂之一，主治风痰上扰证，症见头痛，眩晕，胸膈痞闷，恶心呕吐，舌苔白腻，脉弦滑。组成：半夏 4.5 克，白术、天麻、陈皮、茯苓各 3 克，甘草 1.5 克（炙），生姜 2 片，大枣 3 个，水煎服。方义：本方证缘于脾湿生痰，湿痰壅遏，引动肝风，风痰上扰清窍所致。风痰上扰，蒙蔽清阳，故眩晕、头痛；痰阻气滞，升降失司，故恶心呕吐、胸膈痞闷；内有痰浊，则舌苔白腻；脉弦滑，主痰主风。治当化痰熄风、健脾祛湿。方中半夏燥湿化痰，降逆（阳）止呕；天麻平肝熄风而止头眩，两者合用，为治风痰眩晕头痛之要药。

（三）与降阳法相关的其他治疗

现代半夏白术天麻汤临床常用于治疗耳源性眩晕、高血压、神经性眩晕、癫痫、面瘫等属风痰上扰者。

（四）与降阳法相关的医案

例1

罗某，女，34 岁。1976 年 5 月，患者突感眩晕，如坐舟中，卧床不起。成都市某医院内科确诊为梅尼埃病。数日后转来求诊。初诊：四天前，下班回家自觉头胀痛，眩晕甚，颇欲吐。次日上班，到厂后片刻即晕倒，呕吐频繁，吐出大量清涎，头晕似天旋地转。恶寒，咳嗽，无汗，舌质偏淡，苔微黄。此太阳证，寒邪闭阻，水饮内停而致眩晕。法宜先从温化寒饮、祛痰降逆入手。

以半夏干姜散加味主之。处方：法半夏 18 克，干姜 18 克，云苓 30 克，甘草 3 克，3 剂。

二诊：干呕消失，头胀痛、眩晕减轻。再宜表里同治，散外寒，涤内饮，以小青龙汤加减主之。处方：麻黄 10 克，法半夏 15 克，干姜 10 克，甘草 15 克，2 剂。

三诊：头晕、咳嗽进一步好转，痰涎减。表邪未尽，阳气尚虚，继以麻黄细辛附子汤助阳解表。处方：麻黄10克，制附片60克（久煎），辽细辛6克，桂枝10克，干姜60克，甘草30克，4剂。

服药后，患者单独乘公共汽车前来诊病，尚有头晕涨之感，舌淡红，苔薄白微黄。又少进散寒除湿、安中攘外之品，数日后病愈。1979年10月26日追访，三年来坚持上班，病未复发（范中林医案）。

《金匮要略》云："干呕吐逆，吐涎沫，半夏干姜散主之。"故首用此温中止呕之法。重加茯苓，取其健脾利水渗湿，既能扶正，又可祛邪，且为治痰主药。服药3剂，病情好转。次用小青龙汤与麻黄细辛附子汤，取其善涤内饮，助阳驱邪之功。

例2

李某，女，31岁。1990年1月23日初诊。患者咽喉灼痛3日，吞咽困难，并见发热恶寒，一身尽痛，倦怠乏力，咳嗽涎多。曾服疏风清热、利咽解毒药不效。视之咽部可见重度充血，双侧扁桃体肿大，舌质偏红，苔黄白而薄，脉沉弦而细，并无数急之象。辨为寒束痰凝、阳郁不达所致之急性扁桃体炎。

选用半夏散及半夏汤辛温开达、利咽止痛。处方：法半夏、桂枝、生甘草各9克。上三味，用水煎开，徐徐咽下。患者服2剂后咽痛、红肿及寒热、咳涎现象顿除。

此病中医称乳蛾，所用半夏散及半夏汤，出自《伤寒论》"少阴病，咽中痛，半夏散及汤主之"。方中半夏降阳散结，桂枝通阳解郁，甘草缓急解毒，三药合用，可谓治寒客阳郁咽痛之妙方（林家坤医案）。

参 考 文 献

付芸，黄必胜，李娟，等，2007. 半夏蛋白抗肿瘤活性组分的提取分离[J]. 中国中医药信息杂志，14（1）：45-47.

陆跃鸣，吴皓，王耿，1995. 半夏各炮制品总生物碱对慢性髓性白血病细胞（K562）的生长抑制作用[J]. 南京中医药大学学报，11（2）：84-85.

王蕾，赵永娟，张媛媛，等，2005. 半夏生物碱含量测定及止呕研究[J]. 中国药理学通报，21（7）：864-867.

吴皓，蔡宝昌，荣根新，等，1994.半夏姜制对动物胃肠道功能的影响[J]. 中国中药杂志，19（9）：535-537.

杨今祥，1981. 抗癌中草药制剂[M]. 北京：人民卫生出版社：88.

周倩，吴皓，2006. 半夏总生物碱抗炎作用研究[J]. 中药药理与临床，22（3、4）：87-89.

朱铭伟，丁声颂，1999. 掌叶半夏总蛋白对卵巢癌细胞株及人脐血造血细胞的作用[J]. 上海医科大学学报，26（6）：455-456，458.

（归纳整理：张耀庭）

六、救 阳 法

阳气在什么情况下需要救？谭蔡麟、杨宇、卿世花等认为，由于人体禀赋的差异和病机的变化，治疗伤寒类疾病时常需顾护阴津，治疗温病时需要注意保护阳气。而我认为在邪气极盛、独阳难支的情况下，什么都不要考虑，先救阳气再说，也就是"留人治病"。一般来说，在三种情况下要先救阳。

一是寒极。患者出现发热恶寒、四肢拘急、手足厥冷、吐利汗出、脉微欲绝时，应急用四逆汤之附子、炙甘草、干姜单刀直入，祛除极寒之邪，方能救阳。二是热极。患者出现大热、大烦、大渴、大汗、脉洪大、苔黄燥，属邪热极盛，损耗阴液，马上就要逼阳外出、阴阳相脱了，此时急用白虎汤之石膏、知母直中邪热极盛的主证，祛除了极盛的邪热，才可以救下阳气，也属救阳法的一种。三是实极。壅盛的邪热结于体内，与燥屎相搏，形成实极之邪，出现痞满燥实症状，最后伤的还是阳气。虽然仲景《伤寒论》在少阴病篇有明示，即少阴三急下证要用大承气汤之芒硝、大黄急下存阴，实际上此处急下非为存阴，实为救阳也。

综上所述，救阳法不一定非干姜、附子不可，不同时期不同病证，就有不同的用药。如果片面地认为救阳非温不可，那就大大缩小了阳气学说的适用范围，最后只能故步自封，陷入机械的食古不化的泥潭中。救阳法的"救"字，针对的疾病演变规律是邪气走到了极端局面，用药的原则是单刀直入，直面极端局面，药少效专，马上起效。无论用寒药还是热药，只要能够祛除极盛之邪气，就可达到先救下阳气的目的。张仲景的救阳法是丰富多彩、不拘一格的，学伤寒、用伤寒，贵在活用。

重阳必阴是虚脱，是真；重阴必阳是假象。如白虎汤证阳随阴脱，变为休克，肢冷脉微是重阳必阴；如低血糖脑病，因低血糖而表现为狂躁实证，但实质还是虚，补糖则愈。总之一条"治病必求于本"，"本"就是阳。救阳不在温，而在本与邪，邪去本固，阳气自救。重阴必阳如通脉四逆汤证之阴盛格阳。重阳必阴亦可见于麻黄汤证、大青龙汤证等误治而导致过汗亡阳。临床常见高热患者因使用退热西药后大汗淋漓而出现肢冷脉微之休克，此时急当救阳而予以四逆辈。

留得一分阳气，才存得一分生机。阴阳崩离，生死存亡之际，救阳法令人起死回生，实在是高！

（一）救阳法用药简述

附 子

附子为毛茛科植物乌头子根的加工品，主要分布于四川、陕西，其味辛、甘，性大热，有回阳救逆、补火助阳、散寒止痛的功效，主要用于治疗亡阳虚脱、肢冷脉微、心阳不足、胸痹心痛、虚寒吐泻、脘腹冷痛、肾阳虚衰、阳痿宫冷、阴寒水肿、阳虚外感、寒湿痹痛及一切沉寒痼冷之疾。本品毒性差别很大，如炮制不当，或剂量过大，或煎煮时间不够，均可引起中毒反应。中毒剂量：川乌 3～30 克，附子 15～60 克，乌头碱口服 0.2 毫克。常见中毒症状有口舌、面部及全身麻木，肢体颤抖，口腔灼热，流涎，恶心，呕吐，头昏，眼花，心慌胸闷，烦躁不安，呼吸困难，瞳孔散大，面色苍白，心律失常等，甚至突然死亡。

《神农本草经》曰："主治风寒咳逆，邪气，温中，金创，破癥坚积聚，血瘕，寒湿，踒躄，拘挛，膝痛不能步行。"《名医别录》曰："主治脚疼冷弱，腰脊风寒，心腹冷痛，霍乱转筋，下痢赤白，坚肌骨，强阴。又堕胎，为百药长。"《伤寒蕴要全书》曰："附子乃阴证要药，凡伤寒传变三阴，及中寒夹阴，虽身大热而脉沉者必用之；或厥冷腹痛，脉沉细，甚则唇青囊缩者，急须用之，有退阴回阳之力，起死回生之功。"

现代药理研究表明，附子主要成分为乌头碱、次乌头碱、中乌头碱、消旋去甲乌药碱、棍掌碱等，生附的生物碱含量较高，经炮制后生物碱含量降低。双酯类乌头碱水解可生成毒性小的单酯类碱（苯甲酰乌头胺、苯甲酰中乌头胺及苯甲酰次乌头胺），如继续水解，则变为毒性更小的胺醇类碱（乌头胺、中乌头胺及次乌头胺），但仍有明显的强心作用。消旋去甲乌药碱能兴奋心脏和血管的 β 肾上腺素能受体，直接作用于心脏。附子还有镇痛、镇静、抗炎、增强免疫力等作用。

石　膏

石膏为含水硫酸钙的矿石，全国 23 个省都有石膏矿产出，优质石膏资源主要分布于湖北应城和荆门、湖南衡山、广东三水、山东枣庄、山西平陆等地区。味甘、辛，性大寒。生用具有清热泻火、除烦止渴之功效；煅用具有敛疮生肌、收湿、止血之功效。石膏常用于治疗外感热病、高热烦渴、肺热喘咳、胃火亢盛、头痛、牙痛。

《神农本草经》曰："主治中风寒热，心下逆气，惊喘，口干舌焦不能息，腹中坚痛……产乳，金疮。"《本草衍义补遗》曰："石膏，本阳明经药，阳明主肌肉，其甘也，能缓脾益气，止渴去火，其辛也，能解肌出汗，上行至头，又入手太阴、少阳，而可为三经之主者。研为末，醋研丸如绿豆大，以泻胃火、痰火、食积。"

现代药理研究表明，石膏主要成分为含水硫酸钙，常夹有有机物、硫化物等，并含少量铝、硅、镁、铁及微量锶、钡等元素。石膏有解热作用，能提高肌肉和外周神经兴奋性，能增强巨噬细胞吞噬能力，还有缩短凝血时间、利尿、增加胆汁排泄等作用。

大　黄

大黄为蓼科植物掌叶大黄、唐古特大黄或药用大黄的干燥根及根茎，主要分布于四川、甘肃、青海、西藏等地，味苦性寒，有泻热通肠、凉血解毒、逐瘀通经的功效。

《神农本草经》曰："主下瘀血，下闭，寒热，破癥瘕，积聚，留饮宿食，荡涤肠胃，推陈致新，通利水谷道，调中化食，安和五脏。"《名医别录》云："平胃下气，除痰实肠间结热，心腹胀满，女子寒血闭胀，小腹痛，诸老血留结。"《药性论》曰："消食，炼五脏，通女子经候，利水肿，能破痰实，冷热，结聚宿食，利大小肠，贴热毒肿，主小儿寒热时疾，烦热蚀浓，破留血。"

现代药理研究表明，大黄根、根茎主要含蒽醌类衍生物，其以两种形式存在，大部分与葡萄糖结合成蒽苷，其中的蒽醌苷和二蒽酮苷为大黄主要泻下成分；小部分为游离形式的苷元，如大黄酸、大黄酚、大黄素、芦荟大黄素和大黄素甲醚。大黄口服后，其有效成分在消化道内被代谢为具有生物活性的代谢产物而发挥泻下作用，另一途径是番泻苷由小肠吸收后，经肝脏转化为苷元，再刺激胃壁神经丛而引起大肠蠕动致泻，同时一部分以原型或苷元形式随血转运到大肠，刺激黏膜下神经丛和更深部肌肉神经丛等，使肠运动亢进，引起泻下。大黄具有兴奋和抑制胃肠的双重作用，前者的物质基础是番泻苷，后者的物质基础是鞣质类。

（二）救阳法方剂简述

四 逆 汤

药物组成：炙甘草 6 克，生附子 10 克，干姜 6 克。本方证多由心肾阳衰、阴寒内盛所致，治疗以回阳救逆为主。阳气不能温煦周身四末，故四肢厥逆，恶寒蜷卧；不能鼓动血行，故脉微细。《素问·生气通天论》曰："阳气者，精则养神，柔则养筋。"心阳衰微，神失所养，则神衰欲寐；肾阳衰微，不能暖脾，升降失调，则吐利。方中生附子大辛大热、温壮元阳、破散阴寒、回阳救逆，为君药。干姜入心、脾、肺经，温中散寒、助阳通脉，为臣药。炙甘草之用有三：一则益气补中，以治虚寒之本；二则缓和干姜、生附子峻烈之性；三则调和药性，使药力持久。故甘草为佐使药。三药协同，共奏回阳救逆、温里祛寒之功。

白 虎 汤

药物组成：石膏 50 克，知母 18 克，甘草 6 克，粳米 9 克。本方原为阳明经证的主方，后为治疗气分热盛的代表方。本方证是由伤寒化热内传阳明经所致。里热炽盛，故壮热不恶寒；胃热津伤，故烦渴引饮；里热蒸腾、逼津外泄，故汗出；脉洪大有力为热盛于经所致。气分热盛，但未致阳明腑实，故不宜攻下；热盛津伤，又不能苦寒直折。方中石膏辛甘大寒，入肺、胃二经，功善清解，透热出表，以除阳明气分之热，故为君药；知母苦寒质润，助石膏清肺胃热，滋阴润燥；佐以粳米、甘草益胃生津。

大 承 气 汤

药物组成：大黄 12 克，厚朴 24 克，枳实 12 克，芒硝 9 克。本方证是由伤寒之邪内传阳明之腑，入里化热，或温病邪入胃肠，热盛灼津所致。实热内结，胃肠气滞，腑气不通，故大便不通，频转矢气，脘腹痞满，腹痛拒按；里热炽盛，上扰神明，故谵语；舌苔黄燥起刺，或焦黑燥裂，脉沉实是热盛伤津之征。热结旁流证，乃燥屎坚结于里，胃肠欲排而不能，逼迫津液从燥屎之旁流下所致。热厥、痉病、发狂等，皆因实热内结所致，或气机阻滞、阳气被遏，不能外达于四肢，或热盛伤筋、筋脉失养而挛急，或胃肠燥热上扰心神。方中大黄泻热通便，荡涤肠胃，为君药；芒硝助大黄泻热通便，并能软坚润燥，为臣药，二药相须为用，峻下热结之力甚强；积滞内阻，则腑气不通，故以厚朴、枳实行气散结，消痞除满，并助硝、黄荡涤积滞以加速热结之排泄，共为佐使。四药合用既能消痞除满，又能使胃肠气机通降下行，以泻下通便，共奏峻下热结之功。

（三）与救阳法相关的其他治疗

《素问·阴阳应象大论》曰："阴阳者，天地之道也，万物之纲纪，变化之父母，生杀之本始，神明之府也。治病必求于本。"意思是说治病最后找原因还是阴阳的问题，阳主阴从，阳化气，阴成形，应用到医学上最主要的就是急救阳气。中医救阳的方法多种多样，包括针刺、艾灸、方药等。中医救阳的外治法，比较典型的就是针刺放血疗法，对于阴阳不接、阳气闭塞的中暑、中风急性期，针刺人中、十宣、八邪透邪外出，救闭塞阳气于及时。中医也好，西医也好，患者衡量医生的标准永远是疗效，不光中医可以救阳，西医也有这样的方法。例如，便秘多日的患者给予灌肠则大便通畅，严重腹水的患者抽取腹水减压，急性左心衰竭的患者予以强心、无创呼吸机辅助通气则心力衰竭症状明显改善，急性呼吸衰竭的患者予以呼吸机正压通气，休克患者使用升压药等，不管用什么方法，目的都是保住患者阳气，保住患者性命，即所谓的留人治病，之后才能考虑进一步治疗，这都属于救阳法，不可拘泥于中医、西医之别。老百姓常说"人活一口气"，这个"气"就是阳气。留得一分阳气，才存得一分生机。

（四）与救阳法相关的医案

例 1

张某，男，49 岁。患者腹泻 3 年，反复发作，泻下物为清水，无脓血便，无呕吐、腹痛及里急后重，每遇食生、冷、油腻后发作，日达十几次，多次拜访名医诊治无效，经西医常规治疗亦无明显效果。于 2006 年 3 月来求治，查形体消瘦（呈脱水貌），面色萎黄，自觉身倦乏力，脘腹胀闷，食欲不振，舌淡苔白，脉缓弱。遂予四逆汤加减，熟附子 50克，干姜 30 克，赤石脂 30 克，人参 20 克，半夏 20 克，粳米 20 克。服 1 剂后，其效如神，腹泻次数减至每日 2～3 次，服 2 剂后，腹泻消失，大便调和，后服理中汤 5 剂善其后，病愈。

证属太阴，足太阴属土，土虚水亢，湿从水类，直走肠道，火能暖土，使水有所制。方中附子温肾阳（盖肾为胃之关，主司二便）；干姜温脾阳，以暖中土；赤石脂涩肠止泻；半夏燥湿健脾；久泻耗伤气阴，故用人参培补气阴；粳米和胃。

例 2

王某，男，42 岁。患者素体健康，因外出务工，暴食后强力劳作，开始时腹部微痛，稍有胀感，夜间腹痛剧烈，恶心，微恶寒，自认与受凉有关，服理中暖胃药，不见好转。翌日，腹痛依然阵作，有压痛、反跳痛，不大便，不排气，恶心呕吐，吐物为腐败宿食，臭秽难闻，按脉沉迟，急诊入院。腹透：完全性肠梗阻。建议手术，患者坚持保守治疗。刻诊：痛苦面容，急腹症体征已具，口干，苔褐少津。遂投大承气汤加味。组成：大黄15克，芒硝6克（烊化），枳实18克，厚朴30克，广木香15克，槟榔片18克，苏叶30克（后下），水煎分2次温服。服1剂后，肠见鸣动，小有矢气，腹痛稍缓，仍胀痛拒按，效不更方，续服1剂，便下粪团硬块，痛消，按腹松软，脉见虚缓，后以保和丸调治而安。

参 考 文 献

邓中甲，2003. 方剂学[M]. 北京：中国中医药出版社.

汪昂，2007. 汤头歌诀[M]. 北京：中国中医药出版社.

（归纳整理：赵　义）

七、活 阳 法

　　活，是活灵活现的活。人体阳气本质是主动、流动不息、充满活力的。活阳法的设立必须体现阳气这一生理特点。若阳气呆滞，最易与血水相搏，凝固体内，出现腹痛、肿块等症，活血化瘀则更易耗阳气，单纯温阳则如蚍蜉撼树，不自量力。用活阳法使阳气贯通周流，升降出入恢复正常，血化水通，濡养脏腑经脉四肢百骸。

　　活阳法不同于活血法。活阳法着重于治疗阳气呆滞，活血法则着重于治疗血液凝滞。两法着重点不同，其配方选药迥然不同。

　　《金匮要略》曰："妇人素有癥病，经断未及三月，而得漏下不止，胎动在脐上者，为癥痼害。妊娠六月动者，前三月经水利时，胎也。下血者，后断三月衃也。所以血不止者，其癥不去故也，当下其癥，桂枝茯苓丸主之。"桂枝茯苓丸临床应用广泛，治疗癥病下血效如桴鼓。现代临床上广泛用于治疗子宫肌瘤、卵巢囊肿、子宫腺肌症、子宫内膜异位症、乳腺增生、脂肪肝、肝大、脾大、前列腺增生、脂肪瘤、高脂血症、冠心病、心脑血管硬化、房室传导阻滞、高血压等。桂枝茯苓丸活血化瘀的作用是公认的。方中桃仁、丹皮是活血药，但桂枝、茯苓怎能从活血作用解释呢？观仲景所制下瘀血汤、抵当汤及丸、桃核承气汤、红蓝花酒、大黄䗪虫丸、王不留行散、土瓜根散、鳖甲煎丸等，无一不是直奔活血化瘀的主题，用苓桂这种通阳化气的绝配为主药，与活血药相配，水血气并治，其作用只有从活阳角度入手解释才通。桂枝茯苓丸是活阳法的典型代表方。

　　通过对活阳法的探讨，可知活生生的阳气出现了问题，也可以用活泼的活阳法治疗，不一定非用活血化瘀法大破大立不可。寻因辨治才是中医本来的面目。根据桂枝茯苓丸活阳作用之理，近年来我常将其用于肥胖者的减肥治疗，发现其药力平和，药效显著，肥胖者服用后都取得了明显的减肥之功，同时服后大都自觉身体轻松，各项指标检查恢复正常。当归芍药散是活阳法中的一个变方，方证属于水血气相搏证型中偏于水多血少气足者，临床不好辨别，实际上也确实不容易辨别，那么采用桂枝茯苓丸与当归芍药散合方是可以的。在临床上治疗子宫肌瘤患者，将两方做成丸剂，交代患者连服三个月，大多取得满意疗效。

　　血可以活，那么阳气也是可以活的。中医研究活血法者众，而研究活阳法者寡。其实人体的水津血精都有赖于阳气的推动才能周流全身，上下左右四布。水津血精气交织相搏，一个活阳法，则条分缕析，使其各归各道，所有问题都迎刃而解了。活阳之桂枝茯苓丸应用广泛，效果明确，其功在于活阳。我们常说"有阳则生"，说得这么重要，那落到实际上，为什么就不可以活阳呢？难道非要温清通补才是治疗阳气病变的正法吗？

　　大道通天，各走一边。学中医不可以胶柱鼓瑟，固步拘泥。必须在继承中创新，在创新中前行，方能使中医学大放光彩。日常生活中，我们赖以生存的食物是普通的萝卜、白菜、大米、白面，而山珍海味、河鲜猛畜不一定养人，这是一个最普通的道理。同理，治病也不一定非要人参、冬虫夏草、附子、大黄等大补、大温、大下之药，像桂枝、茯苓这些寻常之品，完全能够独当大任，取得活阳之功。

现代人饮食和生活习惯变了，体质也在发生着变化。很明显的一个改变就是，以前我们父母这一代年轻时多从事体力劳动，基本上很少存在脾阳不足，肥胖者很少。现代人年纪轻轻就肥胖，或变成痰湿体质，或动不动这长个瘤，那长个包块。究其原因，除了吃得太好，睡得太晚，阳气过于耗损外，还因为其每天没什么活动量，体内代谢速度太慢，不光气血运行得慢，连本来活泼的阳气都运行得慢了。本来朝气蓬勃的年轻人，变得气短懒言，体态不是臃肿，就是偏瘦。现在高考体检，我们发现除了那些体育生比较正常外，普通学生大多都是痰湿体质，舌胖有齿痕、苔腻者比比皆是。我在临床上每每会根据患者实际情况教其一些功能锻炼操，鼓励患者病愈后选择游泳、羽毛球、慢跑、有氧健身操等，每日坚持一小时。能够做到的患者，预防和保健效果都不错。功能锻炼操的目的就是通过锻炼，提高机体代谢率，改善脾胃功能，使阳气"活泼"起来则气血不瘀滞，阴阳调和。这不就是活阳法的运用吗？只不过用的不是药物，而是通过导引与锻炼达到阴阳调和的目的。

（一）活阳法用药简述

桂　枝

桂枝为樟科植物肉桂的干燥嫩枝。主产于广东、广西及云南。生用。味辛、甘，性温，归心、肺、膀胱经。有发汗解肌、温通经脉、助阳化气的功效。用于风寒感冒；寒凝血滞诸痛证；痰饮，蓄水证；心悸，奔豚。本品辛温助热，易伤阴动血，凡外感热病，阴虚火旺、血热妄行等证，均当忌用。孕妇及月经过多者慎用。

《医学启源》曰："去伤风头痛，开腠理，解表，去皮风湿。"

《本草经疏》曰："实表祛邪。主利肝肺气，头痛，风痹骨节挛痛。"

《药品化义》曰："专行上部肩臂，能领药至痛处，以除肢节间痰凝血滞。"

《本草备要》曰："温经通脉，发汗解肌。"

《本草再新》曰："温中行血，健脾燥胃，消肿利湿。治手足发冷作麻，筋抽疼痛，并外感寒凉等症。"

现代研究表明，桂枝的主要成分为桂皮醛等。桂枝醇提取物在体外能抑制大肠杆菌、枯草杆菌及金黄色葡萄球菌，对白色葡萄球菌、志贺氏菌、伤寒杆菌和副伤寒杆菌、肺炎球菌、产气杆菌、变形杆菌、炭疽杆菌、沙门氏菌、霍乱弧菌等亦有抑制作用。桂枝还有抗病毒作用及利尿作用。

茯　苓

茯苓为多孔菌科真菌茯苓的干燥菌核，寄生于松科植物赤松或马尾松等树根上，主产于云南、安徽、湖北、河南、四川等地。具有利水消肿、渗湿、健脾、宁心的功效。主治水肿、痰饮、脾虚泄泻、心悸、失眠。虚寒精滑者忌服。

《神农本草经》曰："主胸胁逆气。忧恚、惊邪恐悸，心下结痛，寒热，烦满，咳逆，止口焦舌干，利小便。久服安魂魄养神，不饥，延年。"

《医林琐语》曰："茯苓一味，为治痰主药，痰之本水也，茯苓可以利水；痰之动湿也，茯苓又可以行湿。"

现代药理研究表明，茯苓含 β-茯苓聚糖，约占干重的 93%，另含茯苓酸、蛋白质、脂肪、卵磷脂、胆碱、组氨酸、麦角甾醇等。茯苓煎剂、糖浆剂、醇提取物、乙醚提取物分别具有利尿、抗肿瘤、降血糖、增加心肌收缩力的作用。茯苓多糖有增强免疫功能的作用。茯苓有护肝作用，能减少胃液分泌，对胃溃疡有抑制作用。

（二）活阳法方剂简述

桂枝茯苓丸

药物组成：桂枝 6 克，茯苓 6 克，丹皮 6 克，桃仁 6 克，芍药 6 克。功效：活血化瘀，缓消癥块。治疗瘀阻胞宫证，症见腹痛拒按，或漏下不止，血色紫黑晦暗，或妊娠胎动不安等。方中桂枝温阳通脉，芍药养血和营，桃仁破血消癥，丹皮活血散瘀，茯苓益气养心。炼蜜为丸，取其渐消缓散之义。

《金匮玉函经二注》云："桂枝、桃仁、丹皮、芍药能去恶血；茯苓亦利腰脐间血，即是破血。然有散有缓、有收有渗、结者散以桂枝之辛；肝藏血，血蓄者肝急，缓以桃仁、丹皮之甘；阴气之发动者，收以芍药之酸；恶血既破，佐以茯苓之淡渗，利而行之。"

《金匮要略方义》云："本方为化瘀消癥之缓剂。方中以桃仁、丹皮活血化瘀；则等量之白芍，以养血和血，庶可去瘀养血，使瘀血去，新血生；加入桂枝，既可温通血脉以助桃仁之力，又可得白芍以调和气血；佐以茯苓之淡渗利湿，寓有湿祛血止之用。综合全方，乃为化瘀生新、调和气血之剂。制作蜜丸，用法从小量开始，不知渐加，亦有下症而不伤胎之意，更示人对妊娠病证应持慎重之法。如此运用，使癥消血止，胎元得安，故本方为妊娠宿症瘀血伤胎之良方益法。"

当归芍药散

药物组成：当归 9 克，芍药 18 克，茯苓 12 克，白术 12 克，泽泻 12 克，川芎 9 克。功效：疏肝健脾。主治妇人妊娠见肝郁气滞，脾虚湿胜，腹中疠痛。现用于妇女功能性水肿、慢性盆腔炎、功能失调性子宫出血、痛经、妊娠期阑尾炎，以及慢性肾炎、肝硬化腹水、脾功能亢进等属脾虚肝郁者。

《金匮玉函经二注》云："此与胞阻痛者不同，因脾土为木邪所克，谷气不举，浊淫下流，以塞搏阴血而痛也。用芍药多他药数倍以泻肝木，利阴塞，以与芎归补血止痛；又佐茯苓渗湿以降于小便也；白术益脾燥湿，茯、泽行其所积，从小便出。盖内外六淫，皆能伤胎成痛，不但湿而已也。"

（三）与活阳法相关的其他治疗

《素问·骨空论》曰："任脉为病……女子带下瘕聚"，说明本病的病变部位主要在任脉，可以取该经的中脘、关元、中极穴治疗。水道、归来属多气多血之足阳明胃经。膈俞、肝俞、肾俞为脏腑气血输注之处。正所谓"邪之所凑，其气必虚"，故温灸神阙及命门增强正气，用姜艾相结合灸足太阳膀胱经，使全身经络气血活起来，起到活阳的功效。针刺中脘、关元、归来；艾灸神阙等穴位行气活血，祛湿化痰，温经散结；推拿以循经为主，配合穴位点按，有异曲同工之妙。

（四）与活阳法相关的医案

例 1

宓某，女，25 岁。患者结婚多年未生育，4 年前流产一次。这次月经 2 个月未来，2 天前小腹突然疼痛剧烈、有下坠感，阴道点滴下血，血色紫黑。面黄瘦，语音低微，精神不振，急性病容，少腹疼痛拒按，舌苔白，脉沉滑。西医妇科检查：宫体增大如鸡卵，后穹窿饱满、触痛，似囊样感，宫体后与右侧附件有拳头大包块，压痛明显。西医诊断：宫外孕。中医诊断：异位妊娠·未破损期。患者拒绝手术。

故予桂枝茯苓丸，服 3 次后，第 2 天腹疼减轻，阴道下血成淡红色血水，其量增多，饮食增加，精神好转。

又继续服至 3 天时，流出 1 块扁圆形血块，淡红色，似烂肉状，并继续下黑紫色血，其量减少，腹痛消失但仍有压痛，脉沉缓。

又续服 3 天，下血停止，腹部压痛消失。后穹窿稍有饱满，无压痛，双侧附件未扪及异常。

又继续服药 2 天后，所下血色变为鲜红，量多；改服胶艾汤加减 2 剂，下血停止，一切症状消除。继续观察 1 个月，患者身体健康，月经来潮 1 次，持续 4 天。

例 2

陈某，女，成年，已婚。1998 年 5 月 7 日初诊。患者自该年 3 月底足月初产后，至初诊四旬，恶露未净，量不多，色淡红，有时有紫色小血块，且产后腰酸痛，周身按之痛，下半身尤甚，有时左少腹痛，左腰至大腿上三分之一处有静脉曲张，食欲欠佳，大便溏，小便黄，睡眠尚可，面色不泽，脉上盛下不足，右关弦迟，左关弦大，寸尺俱沉涩，舌质淡红无苔。产后调理失宜，以致营卫不和，气血紊乱，恶露不化。治宜调营卫，和血消瘀。

处方：桂枝 6 克，白芍 10 克，茯苓 15 克，炒丹皮 5 克，桃仁 5 克（去皮），炮姜 3 克，大枣 4 枚，5 剂。

患者于 5 月 16 日复诊。服药后恶露已尽，少腹及腰腿痛均消失，食欲好转，二便正常，脉沉弦微数，舌淡无苔。瘀滞已消，宜气血双补，十全大补丸 40 丸，每日早晚各服 1 丸。服后已恢复正常。.

例 3

郑某，女，30 岁。患者经后腹痛已半年，近月加剧，前来诊治。身体矮小、屡弱，年幼多疾，初潮后月经不调，经期尚准，经后下腹拘急胀痛，时痛时止，时喜按，时按之反剧。舌苔薄腻，脉小弦。此为肝肾不足、气滞湿阻之腹痛。

治以当归芍药散合枳实芍药散加味。处方：茯苓、全当归各 12 克，白芍、白术、川芎各 9 克，枳实 6 克，菟丝子、丹参各 18 克，川断、桑寄生各 15 克。

服 5 剂后，腹痛已除，腰酸已愈，精神亦振。嘱下次月经后再服此方。隔 2 个月后随访，经后下腹已无痛感。

参 考 文 献

邓中甲，2003. 方剂学[M]. 北京：中国中医药出版社.

李克光，1989. 金匮要略讲义[M]. 上海：上海科学技术出版社：21-272.

（归纳总结：彭　科）

八、扶 阳 法

扶，扶助、帮助的意思。扶阳法主要针对阳气虚弱的患者。扶阳法与补阳法不同，扶阳法主要是在治疗原发病证的基础上，针对患者发病过程中阳气受损的情况，加上扶助阳气的药；补阳法则是心无旁骛，直接补阳，没有其他治法的掣肘，属比较单纯的治疗手段。例如，《伤寒论》说："发汗后，身疼痛，脉沉迟者，桂枝加芍药生姜各一两、人参三两，新加汤主之"，这里的人参就是针对发汗后损伤了阳气者，起到扶助阳气之用。四逆加人参汤中用人参，主要针对"恶寒，脉微。而复利，利止，亡血也"者，加一味人参，其大补元气、扶助阳气之功显见。更有白虎加人参汤针对热极损阳，加人参扶助阳气。小柴胡汤、理中丸、乌梅丸、竹叶石膏汤、厚朴生姜半夏甘草人参汤等诸多方剂中用人参，均是针对阳气不足而作扶助阳气之用。

人参败毒散中用人参也是起扶阳作用。方中用人参，无论经方、时方，都属扶阳法的范畴。经方中吴茱萸汤、干姜黄连黄芩人参汤，以及通脉四逆汤中"利止脉不出者，去桔梗，加人参二两"，均属扶阳法。黄连汤、炙甘草汤、旋覆代赭汤、柴胡桂枝汤、茯苓四逆汤等，均用人参扶助阳气。人参在经方中是扶阳法的主药。

（一）扶阳法用药简述

人 参

人参为五加科植物人参的根。主产于吉林、辽宁、黑龙江。野生者名"野山参"；栽培者称"园参"，一般应栽培 6～7 年后收获。鲜参洗净后干燥者称"生晒参"；蒸制后干燥者称"红参"；加工断下的细根称"参须"。山参经晒干称"生晒山参"。切片或粉碎用。功效：大补元气，补脾益肺，生津，安神益智。治疗元气虚脱证、肺脾心肾气虚证、热病气虚津伤口渴及消渴证。

《神农本草经》曰："补五脏，安精神，定魂魄，止惊悸，除邪气，明目，开心益智。"

《医学启源·药类法象》引《主治秘要》云："补元气，止渴，生津液"。

《本草汇言》曰："补气生血，助精养神之药也。"

人参含多种人参皂苷、挥发油、氨基酸、微量元素及有机酸、糖类、维生素等成分。人参具有抗休克作用，人参注射液对失血性休克和中毒性休克综合征比其他原因引起的休克效果更显著；可使心率显著增加，在心力衰竭时，强心作用更为显著；能兴奋垂体-肾上腺皮质系统，提高应激反应能力；对高级神经活动的兴奋和抑制过程均有增强作用；能增强神经活动过程的灵活性，提高脑力劳动功能；有抗疲劳，促进蛋白质、RNA、DNA 的合成，促进造血系统功能，调节胆固醇代谢等作用；能增强机体免疫功能；能增强性腺机能，有促性腺激素样作用；能降低血糖。此外，尚有抗炎、抗过敏、抗利尿及抗肿瘤等多种作用。人参的药理活性常因机体状态不同而呈双向作用。

（二）扶阳法方剂简述

四逆加人参汤

四逆加人参汤组成：附子15克，干姜25克，人参15克，炙甘草30克。功效：回阳救逆，益气固脱。治疗少阴病四肢厥逆，恶寒蜷卧，脉微而复自下利，利虽止而余症仍在者。

《注解伤寒论》曰："恶寒脉微而利者，阳虚阴胜也……与四逆汤温经助阳，加人参生津液益血。"

《伤寒缵论》曰："亡血本不宜用姜附以损阴，阴虚又不当用归芍以助阳。此以利后恶寒不止，阳气下脱已甚，故用四逆以复阳为急也。其所以用人参者，不特护持津液，兼阳药得之，愈加得力耳。设误用阴药，必腹满不食，或重加泄利呕逆，转成下脱矣。"

《千金方衍义》曰："直中阴寒用姜、附，温经而救四肢逆冷，因病以立名也；霍乱加人参，助姜、附回阳而使四肢温顺，勒名以彰实也。与当归四逆加生姜吴茱萸助力回阳一义。"

人参败毒散

人参败毒散组成：柴胡（去苗）、甘草（烂）、桔梗、人参（去芦）、川芎、茯苓（去皮）、枳壳（去瓤，麸炒）、前胡（去苗，洗）、羌活（去苗）、独活（去苗）各900克。该方具有益气解表、散风祛湿的功效。治伤寒时气，头痛项强，壮热恶寒，身体烦疼，寒壅咳嗽，鼻塞声重，风痰头痛，呕哕寒热。方中羌活、独活善祛一身风湿之邪，解表止痛；柴胡、薄荷、川芎疏散风邪，助羌、独解表疏风；前胡、桔梗、枳壳、茯苓理气化湿祛痰；人参益气扶正；甘草调和诸药。全方配用人参一味扶正祛邪，可鼓邪从汗而解。正如吴崑所说："培其正气，败其邪毒，故曰败毒"。综观全方有益气解表、散风祛湿之功。对正气不足，感受风寒湿邪，或疮疡、痢疾初起见上述症状者，皆可应用。

《寓意草》曰："伤寒病有宜用人参入药者，其辨不可不明……若元气素弱之人，药虽外行，气从中馁，轻者半出不出，留而为困。重者随元气缩入，发热无休。所以虚弱之体，必用人参三五七分，入表药中，少助元气，以为驱邪之主，使邪气得药，一涌而出，全非补养虚弱之意也。"

（三）与扶阳法相关的其他治疗

刮痧疗法是中国传统的自然疗法之一，称为绿色疗法。它以中医皮部理论为基础，用器具在皮肤相关部位刮拭，以达到疏通经络、活血化瘀之目的。刮痧可以扩张毛细血管，增加汗腺分泌，促进血液循环，对高血压、中风、肌肉酸痛等风寒痹证有立竿见影之效。

温刮法可代替传统刮痧。温刮法有热能、磁场、远红外线三种物理能量同时作用，实现了无痛刮痧。温刮法能疏通经络，驱寒祛湿，加快身体新陈代谢，调节脏腑平衡，在排出体内寒湿病毒的同时温补人体的阳气，使人体阳气运转正常，达到扶阳的目的。

（四）与扶阳法相关的医案

例1

一人病痢，发寒热，头痛，左脉浮紧，而右脉滑大，乃内伤挟外感也。

先用败毒散加姜、葱一服，表证悉退。但中脘作胀闷，后重不已，以平胃散加枳壳、木香、槟榔、山楂。

又二服胀闷移于小腹，投木香槟榔丸三钱，下黏硬物而愈。

例2

王某，男，患痢疾，前医用白头翁、黄芩、黄连等药，证情趋重，病延一周，里急后重，肛门下脱，畏风憎寒，脉弦紧，苔白厚腻。

经用人参败毒散原方，每用四钱，研末煎服，一剂而汗出畅适，痢下减轻，三服即痢止痛除，其病如失。后以香砂六君法调治而愈。

参 考 文 献

李培生，刘渡舟，1985. 伤寒论讲义[M]. 上海：上海科学技术出版社：1-22.

（归纳整理：刘　芳）

九、利 阳 法

黄疸病，一个疸字，提示人体的胆出了问题。疸字去掉病字头，则是旦字，平旦阳气生，所以黄疸病的本质是阳气出了问题。胆主疏泄，助胃腐熟水谷；胆主枢机，在十二经络中属足少阳，与足厥阴肝经相表里。如果体内湿热壅盛，遏制和困扰了足少阳胆经阳气，胆腑疏泄失职，则胆汁外溢，发为黄疸。《伤寒论》曰："阳明病，发热汗出者，此为热越，不能发黄也；但头汗出，身无汗，齐颈而还，小便不利，渴引水浆者，此为瘀热在里，身必发黄，茵陈蒿汤主之。"由该条文可知，阳气是否通畅在黄疸的发生发展过程中起主导作用。有汗，意味着阳气通道正常，不会发黄。但头汗出，身无汗，说明湿热困遏，胆经阳气被阻，胆失疏泄，胆汁外溢，身必发黄。茵陈蒿汤中重用茵陈六两，大黄用二两。茵陈是一味清利湿热的好药，茵陈是草之苗，得三月春升之气而生，又在当月采摘而成。俗语说"三月茵陈四月蒿"，说明茵陈一药本身具备少阳升发之气，能在清利湿热的同时，帮助阳气畅利，恢复阳气功能，故当重用。

需要说明的是，茵陈属微寒之品，本身清热作用不大，其利湿作用实际上还是靠其利阳功能达到的。民间常用三月采摘的茵陈泡茶或入面粉、米粉中食用，即取其利阳的作用。茵陈用在黄疸病的治疗中，就是利阳法的具体体现。因此，湿热壅盛、阳气不利之黄疸病，须加大黄、栀子清利湿热。如果纯属水湿困遏、阳气不利、胆汁外溢引起的黄疸病，须用茵陈五苓散。如果湿遏阳气日久，胆汁外溢，阳气不利又兼阳气受损，则要在茵陈利阳除湿的基础上，加用干姜、附子助阳。

（一）利阳法用药简述

茵 陈

茵陈为菊科植物滨蒿或茵陈蒿的干燥地上部分。我国大部分地区均有分布，主产于安徽、浙江、江苏、陕西、山西等地。春季采收的习称"绵茵陈"，秋季采收的习称"茵陈蒿"。茵陈味苦、辛，性微寒，归脾、胃、肝、胆经，具有清热利湿、利胆退黄之功效。

近年来有关茵陈化学成分与现代药理作用等方面的研究取得了很大进展。现代药理研究表明茵陈主要化学成分包括香豆素类、色原酮类、黄酮类及挥发油等；有松弛胆道括约肌、促进胆汁分泌、增加胆汁中胆酸和胆红素排出量等利胆作用；具有保护肝细胞膜完整性及良好的通透性、防止肝细胞坏死、促进肝细胞再生及改善肝脏微循环、抑制葡萄糖醛酸糖苷酶活性、增强肝脏解毒作用等保肝功能。茵陈蒿中的香豆素类化合物具有扩张血管，促使血管内皮细胞释放一氧化氮和前列环素，降血脂，抗凝血等作用；还有较强的抗病原微生物、抗肿瘤、免疫抑制、解热镇痛消炎等作用。

（二）利阳法方剂简述

茵 陈 蒿 汤

茵陈蒿汤首载于东汉张仲景所著《伤寒论》，"伤寒七八日，身黄如橘子色，小便不利，腹微满者，茵陈蒿汤主之"。《金匮要略》记载"谷疸之为病，寒热不食，食即头眩，心胸不安，久久发黄，为谷疸。茵陈蒿汤主之"。该方为湿热黄疸之常用方。依其变裁的茵陈术附汤用治阴黄之寒湿阻遏，茵陈五苓散用于治疗热不明显、湿困中焦者，均在治黄疸之范畴。

茵陈蒿汤证机概要：湿热熏蒸，困遏脾胃，壅滞肝胆，胆汁泛溢。本方具有清热通腑、利湿退黄的作用，是治疗湿热黄疸的主方；其中茵陈蒿是利阳通腑、利湿退黄之要药。

（三）与利阳法相关的其他治疗

刮痧疗法通过刮拭经络穴位，改善局部微循环，起到祛除邪气、疏通经络、舒筋理气、通利关节、消肿止痛的功效，从而使壅滞的肝胆经疏通。

（四）与利阳法相关的医案

王某，男性，34 岁。1964 年 5 月 8 日初诊。患者既往有慢性肝炎病史，近日突发黄疸，经中西医治疗，黄疸指数逐渐升高，面目俱黄如橘子色，发热，口舌干，胸胁苦满，恶心，不欲食，大便秘结，舌苔黄腻，脉滑数。发热，口舌干，胸胁苦满，恶心，不欲食，说明此为半表半里阳热。大便秘结，舌苔黄腻，脉滑数，说明此为阳明里实热。患者为阳黄，属少阳阳明合病。

方用大柴胡汤合茵陈蒿汤。柴胡 12 克，黄芩 10 克，枳实 10 克，白芍 10 克，生姜 10 克，半夏 12 克，大枣 4 枚，茵陈 24 克，大黄 10 克，山栀子 10 克。

患者服上药 2 剂，大便得通，恶心已，胸胁苦满减，精神好转。坚持服药 28 剂，黄疸退，查肝功能完全正常，原有肝病亦随之而愈，约 1 个月出院（胡希恕医案）。

参 考 文 献

董岩，王新芳，崔长军，等，2008. 茵陈蒿的化学成分和药理作用研究进展[J]. 时珍国医国药，19（4）：874-876.

林霄，2008. 茵陈蒿的药理作用研究[J]. 长春中医药大学学报，24（6）：663.

魏建华，刘学敏，2009. 茵陈的现代药理研究[J]. 中西医结合与祖国医学，13（22）：743-744.

（归纳整理：张耀庭）

十、交 阳 法

"交"字当如何解释呢？《辞海》曰："交，互相，互相接触，如交谈，交战。"阳在外，阴在内，阳为阴使，阴为阳守，阴阳相互交感，氤氲和合，才是人体健康和愈病的机制。故《伤寒论》曰："凡病，若发汗，若吐，若下，若亡血、亡津液，阴阳自和者，必自愈。"所以交阳法主要是针对阴阳不相交合的病证。为什么不说是交阴阳法或交阴法呢？这是因为阳气易走而难留，阳用阴守，人体之所以生生不息，神清气爽，全赖阳气健运周流。人的生长壮老已的过程，就是阳气的消长盛衰史。在生理状态下，阳气是生命活动的主宰。交阳法，即谓阳气主动与阴气相互交感，则人体阴阳平和，诸病易愈。《伤寒论》中最典型的阴阳不相交合的病证是黄连阿胶汤证。《伤寒论》曰："少阴病，得之二三日以上，心中烦，不得卧，黄连阿胶汤主之。"本条开宗明义说少阴病，指的是手少阴心、足少阴肾两脏之病。心在上，肾在下；心为阳脏，主火，肾为阴脏，主水。正常情况下，心阳（火）下行使肾水不寒，引肾水上济，使心火不热，水火既济，阴阳交通，和合平衡。若心阳化火亢于上，肾中阴水亏于下，心肾阴阳（水火）不能相交既济，则主用黄连四两，辅以黄芩二两以泻心火，恢复心阳下降之功能，阿胶、鸡子黄、芍药等品滋肾中阴水，形成阴阳相合、水火既济的局面，则失眠烦躁等症悉愈。

其次是黄连汤证。《伤寒论》曰："伤寒胸中有热，胃中有邪气，腹中痛，欲呕吐者，黄连汤主之。"这个病实际上是胃热脾寒证。胃属阳腑，主降，脾属阴脏，主升，脾升胃降，阴阳交合，则气机畅通无病矣。若胃阳不降反升，壅遏胸中化热，则欲呕吐；脾阴不升，内生阴寒，寒阻气机，则腹中痛。如此形成了上热下寒的局面，属于阴阳不相交合证，故用黄连苦寒清胃热，辅以半夏助胃阳下降，同时用干姜温脾寒，辅以桂枝温通助脾阴上升，并用人参、甘草、大枣补益正气，如此清温合用，降升相成，使邪去正复，胃降脾升，阴阳合和，则热祛寒除，诸症尽去。

阴阳之气不相交合证与阴阳之气互结之痞证有本质不同。不相交合证一般有明显的脏腑功能失调之主症，如前述心肾不交之黄连阿胶汤证，以失眠为主诉；胃热脾寒之黄连汤证，以呕吐、腹痛为主诉。阴阳之气互结则以典型的痞闷不舒为主，两者在临床上很好区别。王思宇、杨学认为，阳不入阴、阴阳不交引发失眠，而失眠也会加重虚证，甚至使虚证呈现由"虚"及"损"致"劳"的发展过程，影响疾病预后。结与交一字之差，两证治疗方法截然不同。

后世医家韩懋在《韩氏医通》中制交泰丸主用黄连、肉桂，治疗不眠、怔忡，以及温病学家薛生白制连苏饮治疗呕吐，其医理即出自仲景交阳法。

（一）交阳法用药简述

黄　连

黄连为毛茛科多年生草本植物黄连的干燥根茎，始载于《神农本草经》并被列为上品。《本草纲目》中记载"其根连珠而色黄，故名"。自古以来即认为四川为主产地，如《名医别录》记载"生巫阳及蜀郡、太山。二月、八月采"，巫阳及蜀郡均指四川。此外，有文献记载在长江以东及湖南、安徽诸省也产，如《新修本草》记载"蜀道者粗大节平，味极浓苦，疗渴为最。江东（即今长江以东）者节如连珠，疗痢大善。今澄州（即今湖南澧县）者更胜"。

黄连有清热燥湿、泻火解毒之功效；用于治疗湿热痞满，呕吐吞酸，泻痢，黄疸，高热神昏，心火亢盛，心烦不寐，血热吐衄，目赤，牙痛，消渴，痈肿疔疮；外治湿疹，湿疮，耳道流脓。

酒黄连善清上焦火热；用于治疗目赤，口疮。姜黄连清胃和胃止呕；用于治疗寒热互结，湿热中阻，痞满呕吐。萸黄连疏肝和胃止呕，用于治疗肝胃不和，呕吐吞酸。

黄连入口极苦，有俗语云"哑巴吃黄连，有苦说不出"，即道出了其中滋味。胃虚呕恶、脾虚泄泻、五更肾泻者均慎服。本品大苦大寒，过服久服易伤脾胃，脾胃虚寒者忌用。本品苦燥伤津，阴虚津伤者慎用。

现代药理研究证实，黄连的作用包括抗菌、抗病毒、抗阿米巴、抗炎、抗腹泻、解热、降血糖、降血脂、抗氧化、抗溃疡，并对心血管和血液循环系统有一定影响。

酸 枣 仁

酸枣仁，别名枣仁、山枣、酸枣核，始载于《神农本草经》并被列为上品，为养心安神药中的一种。《名医别录》云："生河东，八月采实，阴干。"《新修本草》曰："此即枣实也，树大如大枣，实无常形，但大枣中味酸者是。"《证类本草》曰："此乃棘实，更非他物。若谓是大枣味酸者，全非也。"酸枣仁是鼠李科植物酸枣的干燥成熟种子。主产于河北、陕西、辽宁等地。本品味甘、酸，性平，入心、肝、胆经，具有养心益肝、安神、敛汗的功效。

《本草纲目》曰："补中益肝，坚筋骨，助阴气，皆酸枣仁之功也……熟用疗胆虚不得眠、烦渴虚汗之症，生用疗胆热好眠，皆足厥阴、少阳药也。"

现代药理研究证实，酸枣仁含有生物碱、多种氨基酸等成分，能起到宁心安神、补中养肝、敛汗等作用，对虚烦不眠、惊悸怔忡、体虚自汗等病症有较好的治疗效果。酸枣仁还有镇痛、降温作用。

肉　桂

肉桂为樟科植物肉桂的干燥树皮。该植物为常绿乔木，高 10～15 米，全株芳香。功效：补火助阳，引火归元，散寒止痛，温经通脉。主治：阳痿宫寒，腰膝冷痛，虚喘心悸；虚阳上浮，眩晕目赤；心腹冷痛，寒疝作痛，虚寒吐泻；痛经闭经；亡阳证；小儿遗尿；

产后瘀阻腹痛；阴疽，流注；癥瘕，积聚；久病体虚，气血不足；奔豚气。

现代药理研究证实，肉桂对消化系统因过多应用糖皮质激素导致的损害有保护作用。其作用还包括抗肿瘤、抗菌、抗炎和提高免疫力；改善心脏、增加冠状动脉流量、降低外周血管阻力；调整血压、减慢心率、提高心脏排血量；抗血栓、抗过敏、抗衰老；降血糖。

阿　胶

阿胶，又称作阿井胶、陈阿胶、驴皮胶、傅致胶，是驴皮煎煮浓缩后的固体胶，主要成分是蛋白质。呈黑褐色，有光泽，质硬而脆，断面光亮，碎片对光照视呈棕色半透明状。气微，味微甘。

阿胶是滋阴补血、安胎、治疗经产病的妇科良药，已有 2000 多年的制作用药历史。其适用于血虚萎黄，眩晕心悸，肌痿无力，心烦不眠，虚风内动，肺燥咳嗽，劳嗽咯血，吐血，尿血，便血，崩漏，妊娠胎漏等。阿胶是中医治疗血虚证的首选药物，也是治疗妇科疾病的首选药物。

科学研究表明，东阿阿胶含有 18 种氨基酸（其中 8 种为必需氨基酸）、20 多种有益于人体健康的矿物质。

现代药理研究证实，东阿阿胶具有以下作用。

（1）东阿阿胶对于缺铁性贫血有明显的治疗作用：东阿阿胶有促进骨髓造血功能的作用，能明显提高红细胞和血红蛋白含量，对缺铁性贫血和失血性贫血有显著疗效。

（2）东阿阿胶有明显增强机体免疫功能的作用：东阿阿胶能够升高白细胞数量，能增强机体非特异性免疫，可以预防抗癌药物环磷酰胺所致的白细胞减少症，是放射治疗和化学治疗患者的辅助治疗药物；东阿阿胶能够增强细胞免疫，增强 T 淋巴细胞杀伤力，增强机体特异性免疫。

（3）东阿阿胶能够促进钙的吸收和储存：东阿阿胶含有丰富的氨基酸，其与钙结合后可以被人体吸收，并以氨基酸钙的形式被储存于体内，当人体出现骨质疏松或骨损伤时，可以解离出钙离子被骨吸收。

（4）东阿阿胶能够改善血管壁通透性，有明显的止血作用：东阿阿胶有降低血管壁通透性、增强毛细血管抵抗力、改善血管壁的功能。

（5）东阿阿胶使动物在密闭环境中的存活时间及小鼠游泳时间延长，具有提高耐缺氧、耐疲劳能力的作用。

（6）东阿阿胶能扩充血容量，使休克动物的血压迅速升高：东阿阿胶能够增强抗应激、抗休克的能力，可用于治疗失血性休克和低血压患者。

（二）交阳法方剂简述

交　泰　丸

交泰丸是治疗心肾不交的著名方剂。功效：交通心肾，交济水火。方药取黄连苦寒，入少阴心经，降心火，不使其炎上；取肉桂辛热，入少阴肾经，暖水脏，不使其润下；寒热并用，如此可得水火既济。黄连六钱、肉桂一钱为丸，即是交泰丸，多不作汤剂。

　　主治：胸中痞闷嘈杂，大便稀则胸中颇快，大便坚则痞闷难当，不思饮食，怔忡，失眠等症。

　　现代所著的许多方书多称本方源自《韩氏医通》，但韩懋在原书中只是提到"黄连……为君，佐官桂少许，煎百沸，入蜜，空心服，能使心肾交于顷刻"，并无交泰丸之方名。首先提及交泰丸这一方名的，当推金元时期的李东垣。李氏在《脾胃论》中载有交泰丸一方，由干姜、巴豆霜、人参、肉桂、柴胡、小椒、白术、厚朴、酒煮苦楝、白茯苓、砂仁、川乌头、知母、吴茱萸、黄连、皂角、紫菀等组成，能"升阳气，泻阴火，调营气，进饮食"。方中虽有黄连、肉桂，但并非主药，亦非治疗心肾不交之证。明确提出黄连、肉桂同用，治心肾不交，名交泰丸者，则是清代的王士雄。他在《四科简效方》中说："生川连五钱，肉桂心五分，研细，白蜜丸，空心淡盐汤下，治心肾不交，怔忡无寐，名交泰丸。"

　　此外，万叔援等从测定心火旺和肾阳虚患者尿儿茶酚胺与尿17-羟皮质类固醇的排泄量中发现，心火旺的患者24小时尿儿茶酚胺含量高于正常，肾阳虚的患者24小时尿17-羟皮质类固醇含量低于正常。他们对3例尿儿茶酚胺高于正常而尿17-羟皮质类固醇低于正常的患者，应用黄连、肉桂以交通心肾，随着症状的改善，患者尿儿茶酚胺和尿17-羟皮质类固醇均趋向正常。作者认为黄连泻心火的部分药理作用与降低尿儿茶酚胺有关，而肉桂温肾阳的部分药理作用与提高尿17-羟皮质类固醇有关，两者合用，可各显其效能。这充分说明，测定尿儿茶酚胺与17-羟皮质类固醇含量的实验，不仅可以作为反映心肾不交的客观指标之一，同时也为交泰丸治疗心火旺、肾阳虚这一类型的心肾不交证型提供了科学依据。

黄连阿胶汤

　　黄连阿胶汤出自《伤寒论》，由黄连、阿胶、黄芩、白芍、鸡子黄组成。功效：养阴泻火，益肾宁心。本方治"少阴病，得之二三日以上，心中烦，不得卧"，为治少阴阴虚火旺证常用方。方中黄连泻心火；阿胶益肾水；黄芩佐黄连，则清火力大；芍药佐阿胶，则益水力强；妙在鸡子黄，可滋肾阴、养心血而安神。数药合用，则肾水可旺，心火可清，心肾交通，水火既济，诸症悉平。

　　对于这种虚证的失眠，中医经方里面很有名的黄连阿胶汤可以治疗。为什么要用黄连、黄芩？因为苦味入心，能够清心，所以用黄连、黄芩清泻心火。桂枝与白芍药性不同，《素问·至真要大论》提到"辛甘发散为阳，酸苦涌泄为阴，咸味涌泄为阴，淡味渗泄为阳"，桂枝是"辛甘发散"，白芍是"酸苦涌泄"。桂枝可促进身体的动脉循环，白芍可促进静脉循环，所以黄连阿胶汤不用桂枝而用白芍，身体的静脉血回到心脏的速度加快，就会使大量血流进心脏。血进入心脏以后，再用阿胶去补欠亏的血，产生更多的血。怎么使补回的血不要补到手指上，也不要补到肝脏和脾脏上，而是使其到达心脏正中心的地方？这时就需要有个药引子导引它，就好像在你迷路时为你找个带路的人一样。这个导引在中药里面没有，那就只能从食物中找。经过调查发现，只有一种东西是永远悬浮在中间的，即鸡子黄——鸡蛋黄。所以黄连阿胶汤在煮的时候，黄芩、黄连、白芍三味药先煮，煮完以后，要在趁热的时候把阿胶放进去，阿胶是溶化在里面的。等到温的时候再把鸡蛋黄放进去。需要注意两点，一是不要蛋白，只要蛋黄；二是要在温热的时候把蛋黄放进去。蛋黄就是"告诉"这些药一定要停在心脏的正中心、悬浮在里面。

酸枣仁汤

《金匮要略》曰："虚劳虚烦，不得眠，酸枣汤主之。"酸枣仁汤由酸枣仁 15 克（炒），甘草 3 克，知母、茯苓、川芎各 6 克组成，为安神剂，具有养血安神、清热除烦之功效。主治肝血不足，虚热内扰证，症见虚烦失眠，心悸不安，头目眩晕，咽干口燥，舌红，脉弦细。临床常用于治疗神经衰弱、心脏神经症、更年期综合征等属于心肝血虚，虚热内扰者。

本方证皆由肝血不足、阴虚内热所致。肝藏血，血舍魂；心藏神，血养心。肝血不足，则魂不守舍；心失所养，加之阴虚生内热，虚热内扰，故虚烦失眠，心悸不安；血虚无以荣润于上，每多伴见头目眩晕，咽干口燥，舌红，脉弦细之血虚肝旺之征。治宜养血以安神，清热以除烦。方中重用酸枣仁为君，甘酸质润，入心、肝经，养血补肝，宁心安神。茯苓宁心安神，知母苦寒质润，滋阴润燥，清热除烦，共为臣药，与君药相伍，以助安神除烦之功。佐以川芎之辛散，调肝血而疏肝气，与大量酸枣仁相伍，辛散与酸收并用，补血与行血结合，具有养血调肝之妙。甘草和中缓急，调和诸药为使。

《名医方论》曰："枣仁酸平，应少阳木化，而治肝极者，宜收宜补，用酸枣仁至二升，以生心血，养肝血，所谓以酸收之，以酸补之是也。顾肝郁欲散，散以川芎之辛散，使辅枣仁通肝调营，所谓以辛补之也。肝急欲缓，缓以甘草之甘缓，使防川芎疏肝泄气，所谓以土葆之。"

天王补心丹

天王补心丹是常用中成药。其方剂来源于元朝的《世医得效方》一书。此方由生地、人参、元参、天冬、麦冬、丹参、当归、茯苓、远志、五味子、酸枣仁、柏子仁及桔梗组成，具有补心安神、滋阴清热的功效，适用于心肾不足、阴亏血少所致的虚烦心悸、睡眠不安、精神衰疲、梦遗健忘、不耐思虑、大便干燥或口舌生疮等病症。现代常用于治疗神经衰弱、精神分裂症、心脏病、甲状腺功能亢进及复发性阿弗他口炎、荨麻疹等属上述证候者。

（三）与交阳法相关的其他治疗

失眠患者若外现阴虚之象，又有中焦虚寒湿阻之征，此实为阴阳互不相交所致也，沟通其道，引阳入阴，是其治法。可参考《黄帝内经》半夏秫米汤和阴阳之意，从半夏的辛温和胃降逆，想到生姜亦为辛温和胃、散寒降逆之药，即可备生姜一块放于床边，每于不能入睡时，将生姜嚼吞少许，稍感胃中和畅后，少顷即能安寐。

其他如针刺、艾灸、穴位贴敷、耳穴压豆、推拿、气功导引等方法亦可达到阴阳相合、水火既济的功效，如按摩或穴位贴敷神阙、三阴交、关元、涌泉等。现在各中医院常用吴茱萸足底穴位贴敷治疗高血压眩晕，即通过一定的穴位刺激起到和阴阳、交心肾的作用。

（四）与交阳法相关的医案

例 1

汪某，女，30 岁。患者反复胃脘胀满不适，偶有疼痛 5 年，常因恼怒或饮食不慎而加重，曾服用多种中西药物罔效，伴嘈杂泛酸，心烦懊侬，夜眠欠安，舌红，苔薄，脉细数。胃镜检查示慢性浅表性胃炎。

投交泰丸加味。处方：黄连、肉桂、甘草各 3 克，水煎分 3 次于饭前半小时服，嘱忌食生冷、辣椒等刺激之品。

5 剂后，胃脘胀满已减，嘈杂泛酸亦除，夜眠渐安。药已中的，原方续进 10 剂，宿疾痊愈。随访 1 年未复发。

按语： 本例患者系饮食不慎或情志不畅等，损伤脾胃，脾失健运，胃失和降，故胃脘胀痛不适，嘈杂泛酸。脾升胃降失职，则心肾失交，夜眠欠安，心烦懊侬，故投交泰丸加味。方中黄连苦寒，清胃泻火，肉桂辛热，暖脾胃补肾阳。两药相伍，正如李时珍所说"一冷一热，一阴一阳……阴阳相济，最得制方之妙，所以有成功而无偏胜之害也"。《本草新编》亦曰："黄连与肉桂同用，则心肾交于顷刻。"佐以甘草和中益气，调和诸药。全方共奏调节脾胃升降、交通心肾之功。药证相合，顽疾得愈。

例 2

李某，男，37 岁，1983 年 3 月 15 日初诊。患者素体阴虚，复患流行性感冒，服辛温发散药，过汗伤阴，遂致心悸而烦，夜不入寐，咽干口燥，手足心热，舌红，少苔，脉细数。心电图示窦性心动过速。诊为心悸。证属阴虚火动、心神失养，治宜育阴清热、滋阴降火。

方用黄连阿胶汤加味。处方：黄连、黄芩各 6 克，白芍、阿胶（烊化）、苦参各 9 克，鸡子黄 1 枚（兑服），柏子仁、紫石英各 18 克。每天 1 剂，水煎服。药进 2 剂，诸症悉减，连服 5 剂而愈。

按语： 本例患者素体阴虚，复外感，误用辛温发汗，耗伤心液。心阴不足，虚热内生，热扰心神，故心悸难寐。方中黄连、黄芩清热除烦；白芍养阴收敛神明；鸡子黄育阴清热；阿胶补血养心；苦参清热养阴；柏子仁养心安神；紫石英重镇安神。诸药合用，滋阴清热，养心宁神，故能收效。

例 3

刘某，女，48 岁，2018 年 8 月 16 日初诊。患者夜间烦躁不眠，舌淡红有齿痕。

方用酸枣仁汤加减。处方：炒枣仁 30 克，茯苓 40 克，法半夏 20 克，知母 15 克，当归 15 克，川芎 10 克，白术 15 克，甘草 5 克。服 2 剂而愈。

按语： 余临床治失眠，用此方每用每效。若热盛则加石膏，若舌红、便秘则加生地、白芍，若咳嗽则加杏仁。酸枣仁汤原方茯苓用量偏小，临床运用时，炒枣仁、茯苓之量宜大，效果方佳。章次公先生也曾谓茯苓治失眠效果极佳，功与茯神同。

参 考 文 献

田德禄，2011. 中医内科学[M]. 北京：人民卫生出版社：165-171.
熊继柏学术思想与临证经验研究小组，2009. 一名真正的名中医：熊继柏临证医案实录 1[M]. 北京：中国中医药出版社，46-51.

（归纳整理：陶华清　辛冬玲）

十一、建阳法

《外经微言》曰："物之生也，生于阳；物之成也，成于阴……阴生阳则缓，阳生阴则速。救阴而阳之绝不能遽回，救阳而阴之绝可以骤复，故救阴不若救阳也。"这说明阳气在人体生命活动中是占据主导地位的。人体生命活动是一个非常复杂的过程，阳气出现病变必须从秘固角度考虑治疗，秘固虽说是阳气病变的治疗准则，但是在临床上面对纷纭复杂的症状表现，到底采用什么样的方法去秘固阳气，这是历代医家上下求索、苦思冥想的问题。《伤寒论》曰："伤寒，阳脉涩，阴脉弦，法当腹中急痛，先与小建中汤"，又曰："伤寒二三日，心中悸而烦者，小建中汤主之"。《金匮要略》更是直言"虚劳里急，悸，衄，腹中痛，梦失精，四肢酸疼，手足烦热，咽干口燥，小建中汤主之"。一个小建中汤证的各个具体的症状摆在我们面前，从这些症状表现分析：说阳虚，那烦热、咽干口燥如何解释？说阴虚，那里急腹痛、四肢酸疼、阳脉涩，阴脉弦又当怎么论？更有说阴阳两虚者，这不是和没说一样？将中医理论这样理解下去，医生自己都不信，还拿什么真东西去说服患者呢？一个好端端的中医药宝库摆在我们面前，须好好挖掘才是。唯一可以解释的是，一个体弱多病的慢性病患者，常年疾病缠身，经年不愈，感染了伤寒或其他疾病后，出现了上述症状，温补阳气怕辛燥过度；滋阴补血又恐碍气滞血；疏散通达则忧体质虚弱，恐难以承载药物性味功能之重。这种情况下，高明的医生都会从健脾和胃，顾护后天之本入手。张仲景就是一个十分重视阳气的高明医生，他巧妙地将饴糖加入桂枝加芍药汤中，从生成来源及运化秩序入手顾护脾胃阳气，阳气健、运化强，体质自然好，阳气升降出入恢复正常，诸症焉有不解乎？临床上常常看到一些胃溃疡、十二指肠球部溃疡及慢性结肠炎的患者，特别是二十世纪七八十年代，还有很多营养不良的慢性贫血患者，采用建立中焦阳气的办法解除了很多人的疾苦。小建中汤方中虽没有一味补气养血之品，但在那个物资匮乏的年代，用它从建阳入手，起到了那些所谓补药起不了的作用。我们都有这样的生活常识，饿久饿极的人，只能慢慢喂他几口稀饭、馒头，如果马上喂他大鱼大肉，其肠胃是难以承受的。同样的道理，体弱多病之人，一旦出现新的疾病，必须先从建立中焦阳气开始，徐徐图功。张仲景《伤寒论》说患者腹中痛，先予小建中汤建阳强体，如果效果不好也不要紧，因为中阳运转秩序已经建立，再开几包小柴胡汤就可以取效了。

后世脾胃论学者李东垣创制的补中益气汤，实际得益于张仲景的建阳法。李东垣创立的阴火理论，其实就是张仲景阳气理论的进一步发挥。体弱多病者，多为免疫力低下，阴阳气血整体水平低下，但是离明显的阴虚、阳虚、气虚、血虚尚有一定距离。掌握了这个体质特点，建阳法就好用了。一旦出现了明显的阴阳气血虚的指征，就不在建阳法的使用范围内了。脾胃为后天之本，一切水谷精微物质的吸收与输布散精，全赖脾胃中土功能健运。建阳法抓住了根本，就是建立中焦脾胃阳气，启动其自我修复、自我补充的生理功能，但是前提必须是体弱久病所导致整体阴阳气血水平低下，而非阴阳气血亏虚致病。这也恰恰体现了中医治病求本的原则。

"建"字，建设也，建设什么？就是建设产生阳气的脏腑的功能。先天之阳有定数，后天之阳则无定数，全靠个人努力产生，即所谓"三分天注定，七分靠打拼"是也。所以建阳法即建设后天之阳产生的器官——中焦脾胃。中医学是一门实践科学，治病时讲究三因制宜。古代医家学术经验之所以效验如神，这和他们所处的时代大环境分不开。随着时代变迁，现代人的生活方式和饮食结构与我们祖先那个时代已大不相同。日出而作、日落而息的作息方式，被丰富多彩的夜生活所代替；以谷物粗粮为主食的饮食结构，被三高饮食所取代。所以现代人普遍阳气损耗严重，体质多痰湿瘀。内科疾病和骨关节疾病发病人群都呈现年轻化。为什么？因为"阴平阳秘，精神乃治，阴阳离决，精气乃绝"。阳气过度损耗，所以邪气乘虚而入，发病年轻化就顺理成章了。在这样的大环境下，我们用药也需跟上时代的变化。古时候，百姓缺衣少食，一旦生病，更是雪上加霜，本元虚损，所以用药加点补气补血之品，祛邪不忘固本，往往有奇效。现代人饮食不节，很多人本就营养过剩，患病后又有几个是真正要补气血的呢？真正要顾护的是阳气。如今有些医生滥用消炎药，也是在过度损害人体阳气。

（一）建阳法用药简述

饴　糖

饴糖为米、麦、粟或玉蜀黍等粮食经发酵糖化制成。全国各地均产。其有软、硬两种，软者称胶饴，硬者称白饴糖，均可入药，但以胶饴为主；具有补益中气、缓急止痛、润肺止咳的功效；用于治疗中虚脘腹疼痛，肺燥咳嗽。本品有助湿壅中之弊，湿阻中满者不宜服。

《备急千金要方》曰："补虚冷，益气力，止肠鸣、咽痛，除唾血，却卒嗽。"
《日华子本草》曰："消痰止嗽，并润五脏。"
《长沙药解》曰："补脾精、化胃气、生津、养血、缓里急、止腹痛。"
饴糖含大量麦芽糖及少量蛋白质、脂肪、维生素 B 等。

（二）建阳法方剂简述

小建中汤

小建中汤出自《伤寒论》，方剂组成为饴糖 30 克，桂枝 9 克，芍药 18 克，生姜 9 克，大枣 6 枚，炙甘草 6 克。温中补虚，和里缓急，主治中焦虚寒、肝脾不和证。"脾欲缓，急食甘以缓之……甘补之"。饴糖甘温养脾为君药。炙甘草、大枣入脾和中，以甘助甘，加强缓补之力，为臣药。桂枝辛散温润，取"荣卫不足，润而散之"之意，芍药酸寒敛阴，柔肝护脾（土中泻木），取"津液不通，收而行之"之意，共为佐药。生姜辛散温胃，能益卫阳，为使药。营出中焦，卫出上焦，营为阴，补之必以甘；卫为阳，益之必以辛。方中辛甘合化生阳，酸甘合化生阴，使脾胃健，营卫通，津液行，精血生，补中土以灌四旁，全身健壮，虚劳诸症自愈。

（三）与建阳法相关的其他治疗

中医针灸治疗脾胃虚寒型胃炎采取的方法是健脾益气、温中和胃，可选择的穴位主要为脾俞、胃俞、章门、中脘、足三里，根据患者的症状来加减穴位，如食积的患者可以配天枢、中封两个穴位。针灸可以通过提高机体免疫功能、调节中枢神经通路、调节胃肠激素、增加胃部血流量、调控相关细胞因子、提高胃动力、调节胃酸分泌、改善炎性反应、调控细胞增殖凋亡从而强化胃黏膜屏障功能等途径对该病产生治疗作用。

（四）与建阳法相关的医案

例 1

王某，女，36 岁。患者于 2001 年开始右上腹部阵发性疼痛，约 1 个月发作 1 次。而后右下腹部也开始疼痛。2006 年开始，发作时伴有发热（体温 38.1～39.2℃），白细胞升高，用抗生素治疗，对发热、白细胞升高有效，但对腹痛无效。痛部固定，舌苔正常，脉象略弦滑，诊为脾胃气滞血瘀。治以温经、行气、化瘀。

用小建中汤加味：桂枝 9 克，白芍 18 克，炙甘草 6 克，生姜 3 片，大枣 4 枚，饴糖 30 克（分冲），吴茱萸 45 克，当归 9 克，红花 9 克，桃仁 6 克，五灵脂 9 克，香附 9 克，木香 9 克。10～20 剂。

二诊：腹痛减轻，未用抗生素，只服中药，舌脉同前。因有按时发作之状，故在上方中加柴胡 12 克，草果 9 克，常山 4.5 克。10～20 剂。

此后病情逐渐减轻，发作时也不必休息。共服 90 剂，病痊愈，为了巩固疗效，用二诊方减常山，加党参、黄芩、青皮、槟榔，用蜜、饴糖各半制为丸，每丸 9 克，每次 1 丸，每日 3 次，此后病未再作。

例 2

郑某，男，45 岁，2010 年初诊。患者多年来便秘，大便如羊屎状，数日一行，脐周经常隐痛，食纳少，失眠。西医诊断为肠功能紊乱。腹部喜暖，舌尖红，脉细。辨证为中阳不运，肠道血虚。治以温中养血。

用小建中汤加味：桂枝 5 克，生白芍 15 克，全当归 10 克，瓜蒌 30 克，炙甘草 4.5 克，桃仁泥 10 克，火麻仁 6 克，饴糖 60 克（分两次兑入）。4 剂。

二诊：药后大便每日 1 次，不像以前那样干燥，脐周仍有隐痛，舌苔薄白，脉象较前"活泼"。再投上方 6 剂，加延胡索末 2 克，分两次随汤药冲服。

三诊：大便已能保持每日 1 次，不甚干，脐周尚隐痛，食纳同前，睡眠有好转，舌苔已正常，脉细缓。再加减前方：桂枝 6 克，生白芍 20 克，全当归 10 克，全瓜蒌 30 克，炙甘草 4.5 克，桃仁泥 10 克，火麻仁 7.5 克，饴糖 60 克（分冲）。6 剂。

四诊：大便每日 1 行，有时 2 次，基本成条状，已不干燥，脐周痛未再发作。食纳增加，睡眠好转，舌苔正常，脉略细。再投三诊方（去桃仁泥）6 剂而收全功。

参 考 文 献

李克光，1989. 金匮要略讲义[M]. 上海：上海科学技术出版社：21-272.

李培生，刘渡舟，1985. 伤寒论讲义[M]. 上海：上海科学技术出版社：1-22.

张岫峰，冯明清，2006. 黄帝外经[M]. 台北：元气斋出版社有限公司：1-475.

（归纳总结：彭　科）

十二、宣 阳 法

《灵枢·决气》曰："上焦开发，宣五谷味，熏肤充身泽毛，若雾露之溉，是谓气。"阳气是靠肺的宣发功能及心主血脉的作用，将体内的浊气呼出体外，吸入自然界的清气，与脾转输至肺的水谷之气布散于全身，外达于皮毛的。若阳气壅遏于上，轻则肺失宣发，重则心脉不畅，气急于上，则非宣发阳气不可，宜用宣阳法治疗。综观仲景宣阳药之用，若风寒邪气、水饮水气结于心下，多投以麻黄之属，如小青龙汤、小青龙加石膏汤、越婢加半夏汤、厚朴麻黄汤、射干麻黄汤，主用麻黄宣发阳气。若风热邪毒壅堵，上焦阳气失于宣发，导致咳而胸满、振寒脉数、咽干、浊唾腥臭、吐如米粥样，主用桔梗宣发阳气，如桔梗汤。更有痰饮壅遏于上，心脉不畅，喘息不得卧者，主用葶苈子宣阳通脉，如葶苈大枣泻肺汤。

宣阳法实质上就是宣肺法，上焦阳气与居于上焦的肺脏功能是一致的，谈上焦阳气功能，实质上就是说肺的功能。故上焦宣阳法即宣肺法，提壶揭盖也是宣阳法的作用之一。

（一）宣阳法用药简述

麻 黄

若风寒邪气、水饮水气结于心下，多用麻黄类。麻黄的作用在前面诸法中多有论述，在此不再复述。

桔 梗

桔梗为桔梗科植物桔梗的干燥根，分布于全国各地区。其味苦、辛，性平；具有宣肺、利咽、祛痰、排脓的功效；用于咳嗽痰多，胸闷不畅，咽痛音哑，肺痈吐脓。

《本草纲目》曰："主口舌生疮，赤目肿痛。"

《神农本草经》曰："主治胸胁痛如刀刺，腹满，肠鸣幽幽，惊恐悸气。"

《药性论》曰："治下痢，破血，去积气，消积聚，痰涎，主肺热气促嗽逆，除腹中冷痛，主中恶及小儿惊痫。"

个人认为《神农本草经疏》中关于桔梗的论述颇为精当，"《别录》利五脏肠胃，补血气者，盖指邪解则脏腑肠胃自和，和则血气自生也。除寒热风痹、温中、疗喉咽痛、下蛊毒者，皆散邪解毒通利之功也。消谷者，以其升载阳气，使居中焦而不下陷，则脾中阳气长浮，而谷食自消矣。甄权用以治下利及去肺热气促者，升散热邪之故也。日华子用以除邪辟瘟，肺痈排脓；洁古用以利窍除肺部风热，清利头目，咽嗌胸膈滞气及痛，除鼻塞者，入肺开发和解之功也"。

现代研究表明，桔梗含多种皂苷，具有祛痰、镇咳、降血糖、抗炎、降低心血管外周阻力及镇痛解热等作用。

（二）宣阳法方剂简述

桔梗汤出自《金匮要略》，由桔梗和甘草组成，具有宣肺利咽、清热解毒的功效。治风热邪毒客于少阴，上攻咽喉，咽痛喉痹，风热郁肺，致成肺痈，症见咳嗽，胸满振寒，咽干不渴，时出浊沫，气息腥臭，久则吐脓者。现多用于治疗慢性咽炎、扁桃体炎、肺脓肿、支气管扩张及慢性支气管炎等。

（三）与宣阳法相关的其他治疗

提壶揭盖指用宣肺或升提的方法通利小便。肺与脾、肾、三焦、膀胱等脏腑分司水液代谢，维持水道的通调。肺主气，为水道的上源，在肺气闭阻，肃降失职，影响其他脏腑导致气化失司的情况下，可出现喘促胸满、小便不利、浮肿等症，治疗应先宣发肺气，肺气得宣，小便得利，故喻为提壶揭盖。提壶揭盖是朱丹溪创制之法，是"以升为降"之意。临床遣药当以辛味轻浮之风药为选，如荆芥、防风、苏叶、独活、白芷、浮萍、枇杷叶、前胡之属，少量轻投，取"治上焦如羽"之意。风药大多可以开宣肺气，兼具理气机、畅三焦、助脾运、胜湿邪、散火郁等功效。此法不独治疗尿闭有效，凡泌尿系统急慢性感染，尿检异常，或小便不畅，或浮肿不消，或气机郁滞型便秘，均可将此类风药合入对症方中，必能增强利水通便之功。

《黄帝内经》认为肺"开窍于鼻"，故鼻病当责之于肺。临床中常有慢性鼻炎缠绵难愈者，中医辨证加用麻黄或桔梗，配以穴位贴敷、针刺、热敏灸等宣发阳气，常能效如桴鼓。

（四）与宣阳法相关的医案

例1

倪某，患喉癣，邑中治喉者遍矣。喉渐渐腐去，饮食用粉面之烂者，必仰口而咽，每咽泣数行下。马铭鞠曰："此非风火毒也，若少年曾患霉疮乎"答曰："未也。""父母曾患霉疮乎？"答曰："然。愈三年而得我。"此必误服升药之故……倘不以治毒之法治之，必死。

以甘桔汤为君，少入山豆根、龙胆草、射干，每剂用土茯苓半斤浓煎，送下牛黄二分，半月而愈（马铭鞠医案）。

按语：毒热内结，肺窍不利，气道不宣，而病喉癣。故用桔梗汤清热解毒，宣肺豁痰，利咽止痛。加山豆根、射干、龙胆草、土茯苓等以增解毒利咽之功。

例 2

孙某，女，46 岁。时值炎夏，夜开空调，当风取凉，故患咳嗽气喘甚剧。西医用进口抗肺炎之药，不见效果。又延中医治疗亦不能止。请刘老会诊：脉浮弦，按之则大，舌质红绛，苔则水滑。患者咳逆倚息，两眉紧锁，显有心烦之象。辨为风寒束肺，郁热在里，为外寒内饮，并有化热之渐。

处方：麻黄 4 克，桂枝 6 克，干姜 6 克，细辛 3 克，五味子 6 克，白芍 6 克，炙甘草 4 克，半夏 12 克，生石膏 20 克。仅服 2 剂，则喘止人安，能伏枕而眠（刘渡舟医案）。

按语： 刘老认为，本方具有寒热兼顾之能，燥而不伤之优。凡小青龙汤证的寒饮内留，日久郁而化热而见烦躁或其他热象，如脉滑、口渴，或舌红、苔水滑者，用之即效。

参 考 文 献

陈明，刘燕华，李方，1996. 刘渡舟验案精选[M].北京：学苑出版社：89.

邓中甲，2003. 方剂学[M]. 北京：中国中医药出版社：1-458.

俞震，2014. 古今医案按[M]. 北京：中国医药科技出版社：1-256.

（归纳整理：曾令伟　彭　博）

十三、越 阳 法

越,超出,度过的意思。水气为病,与阳气相搏,最易使阳气怫郁在表,在出现水气病症状的同时,兼有面色缘缘正赤、烦热躁扰,甚则皮肤瘙痒、破溃流黄水等症,此时发汗易伤津液,清热易伤阳气,利水易引邪深入,必须有一个超越上述诸法的治疗方法,解除水气与阳气怫郁在表的状态,那就是越阳法。越阳法的代表方是越婢汤,代表药对是麻黄配石膏。麻黄配石膏,可以使麻黄不热,专门发越肌表之水气;石膏配麻黄,可以使石膏不寒,专门清泻怫郁之阳气。两药相配,互取其长,互制其短,各自都超越了本身治疗范围,迄今还找不出可以代替它们发越水气与阳气者。仲景方中用麻黄配石膏发越阳气者比比皆是,如小青龙加石膏汤、大青龙汤、麻黄杏仁甘草石膏汤、桂枝二越婢一汤、越婢加术汤、越婢加半夏汤、厚朴麻黄汤等。现代临床上多用于治疗发热不退、急性肾炎、哮喘、慢性支气管炎急性发作、大叶性肺炎等,效果不错。

(一)越阳法用药简述

麻 黄

麻黄为麻黄科植物草麻黄、中麻黄或木贼麻黄的草质茎。主产于河北、山西、内蒙古等地。具有发汗解表、宣肺平喘、利水消肿的功效。可治疗风寒感冒,咳嗽气喘,风水水肿。本品发汗宣肺力强,凡表虚自汗、阴虚盗汗及肺肾虚喘者均当慎用。

《神农本草经》曰:"主治中风伤寒头痛,温疟,发表出汗,去邪热气,止咳逆上气,除寒热,破癥坚积聚。"

《名医别录》曰:"通腠理……解肌。"

《本草纲目》曰:"散目赤肿痛,水肿,风肿",又曰:"麻黄乃肺经专药,故治肺病多用之。张仲景治伤寒,无汗用麻黄,有汗用桂枝"。

现代药理研究表明,麻黄主要成分为麻黄碱,并含少量伪麻黄碱、挥发油、黄酮类化合物、麻黄多糖等。麻黄挥发油有发汗作用,麻黄碱能使处于高温环境中的人汗腺分泌增多、增快。麻黄挥发油乳剂有解热作用。麻黄碱和伪麻黄碱均有缓解支气管平滑肌痉挛的作用。伪麻黄碱有明显的利尿作用。麻黄碱能兴奋心脏,收缩血管,升高血压,对中枢神经系统有明显的兴奋作用,可引起兴奋、失眠、不安。麻黄挥发油对流感病毒有抑制作用。其甲醇提取物有抗炎作用。其煎剂有抗病原微生物作用。

石　膏

石膏为含水硫酸钙的矿石，全国中 23 个省有石膏矿产出，优质石膏资源主要分布于湖北应城和荆门、湖南衡山、广东三水、山东枣庄、山西平陆等地区。味甘、辛，性大寒。生用具有清热泻火、除烦止渴之功效；煅用具有敛疮生肌、收湿、止血之功效。常用于治疗外感热病，高热烦渴，肺热喘咳，胃火亢盛，头痛，牙痛。

《神农本草经》曰："主治中风寒热，心下逆气，惊喘，口干舌焦不能息，腹中坚痛……产乳，金疮。"

《本草衍义补遗》曰："石膏，本阳明经药，阳明主肌肉，其甘也，能缓脾益气，止渴去火，其辛也，能解肌出汗，上行至头，又入手太阴、少阳，而可为三经之主者。研为末，醋研丸如绿豆大，以泻胃火、痰火、食积。"

现代药理研究表明，石膏主要成分为含水硫酸钙，常夹有有机物、硫化物等，并含少量铝、硅、镁、铁及微量锶、钡等元素。石膏有解热作用，能提高肌肉和外周神经兴奋性，能增强巨噬细胞吞噬能力，还有缩短凝血时间、利尿、增加胆汁排泄量等作用。

（二）越阳法方剂简述

越　婢　汤

越婢汤的方药组成：麻黄 12 克，石膏 25 克，生姜 9 克，甘草 6 克，大枣 15 枚。功效：宣肺泻热，散水消肿。治风水恶风，一身悉肿，自汗不渴，无大热，脉浮者。方中麻黄、生姜辛温发汗、宣肺气而散郁热，有"火郁发之"之意；生石膏辛甘大寒，清泻肺胃之邪热，除口渴，与麻黄、生姜相伍，又可发散在表之郁热；甘草、大枣补益中气。表里同治，相得益彰。若阳气虚而恶风可加附子温经复阳；若水湿过盛，可加白术健脾除湿。

《医方集解》曰："此足太阳药也，风水在肌肤之间，用麻黄之辛热以泻肺，石膏之甘寒以清胃，甘草佐之，使风水从毛孔中出，又以姜枣为使，调和荣卫，不使其太发散耗津液也。"《金匮要略方义》曰："本方为治疗风水而肺胃有郁热之主要方剂。风水为病，乃风邪外袭，肺气不宣，水道失调，风水相击于肌表所致。治当解表祛风，宣肺行水。方中以麻黄为君药，发汗解表，宣肺行水；佐以生姜、大枣则增强发越水气之功，不仅使风邪水气从汗而解，尤可借宣肺通调水道之力，使水邪从小便而去。因肺胃有热，故加石膏以清其热。使以甘草，调和药性，与大枣相伍，则和脾胃而运化水湿之邪。综合五药，乃为发越水气，清泻里热之剂。"

（三）与越阳法相关的其他治疗

针灸疗法作为中医学的重要组成部分，几千年来为广大人民的健康做出了巨大贡献，至今仍被广泛地运用于临床各科，并在世界范围内获得认同。近 50 年来，经过广大医务工作者的努力，国内学者对针灸疗法的作用进行了临床观察及基础实验方面的研究。从应用情况看，针灸疗法具有疗效可靠、不良反应轻微、简便易行等优点，深受患者欢迎。针灸疗法的作用机制正在不断地得到阐明，其对于慢性肾炎的防治，历代积累了丰富的经验，并在实践中不断创新，疗效也日益得到肯定。针刺肾炎患者的肾俞穴，可使其泌尿系统功能增强，酚红排出量比针前明显增多，尿液中的红细胞、白细胞和蛋白质也减少甚至消失，血压降低，水肿减轻。环磷腺苷是细胞对外源性刺激反应的一个关键性中间递质，影响细胞的分泌、通透、合成及神经传导、激素作用、免疫反应等。针刺肾经及膀胱经的复溜、志室两穴，观察尿中环磷腺苷、肌酐及尿量的变化，发现尿量及肌酐、环磷腺苷的排出量显著升高，反映了针刺志室、复溜两穴对肾脏活动的调整作用。针刺中脘、水分、关元、肾俞、膀胱俞等穴可影响肾脏功能，增加肾血流量，提高肾小球滤过率。针灸关元、气海、足三里穴，可以增强机体免疫能力，还能调节慢性肾炎患者的细胞免疫。至于针刺对泌尿系统功能的影响，一方面可能通过神经反射机制影响肾小球滤过率；另一方面可能通过抗利尿激素的分泌影响肾小管重吸收。此外，还可能与针刺对血小板有良性调整作用，以及能够改善电解质的紊乱状态等有关。总之，针灸对慢性肾炎患者的影响主要是通过整体调节而实现的。

（四）与越阳法相关的医案

例1

朱某，男，14岁，2013年1月12日初诊。患者3日前恶寒发热，继则头面四肢皆肿，腹胀，纳差，口渴，心烦。尿常规示尿蛋白（+++），颗粒管型，红细胞3～4个。诊断为急性肾小球肾炎。其因家贫而不力，住院找余治疗。见身面俱肿，舌淡胖，脉稍沉稍数。此乃风水郁热相搏，疏以越婢加术汤。

药用麻黄6克，生石膏15克，白术10克，炙甘草5克，生姜6克，红枣4枚，水煎服3剂。

二诊：寒热去，浮肿消，尿蛋白（+），家人甚喜，余察其仍有纳差、腹胀、微肿之症，嘱其继用前方与胃苓汤两方交替服用。

6剂后，余症皆消，查尿常规正常。先后服药9剂，则安然无恙。

例2

冯某，因下地劳动，被大雨浸淋，次日全身浮肿、高热不退，赴医院诊治。3日尿量共计600毫升。1999年7月1日就诊见脉浮无汗。

药用麻黄10克，生石膏24克，炙甘草6克，生姜9克，大枣4枚，水煎服。服药当夜尿量达2500毫升，浮肿大消，身热退。后又以防己茯苓汤与上方各服2剂，服后浮肿消失。

参 考 文 献

邓中甲，2011. 方剂学[M]. 北京：中国中医药出版社：9-32.

（归纳整理：彭　科）

十四、复 阳 法

复，恢复到位的意思。阳气的运行是有一定规律和轨道的。像昼夜时辰、春夏秋冬等都是按照规律进行的。像卫行脉外、营行脉中、脏腑藏气藏血多少、子午流注等，都说明阳气是按照一定轨道运行的。我们在辨证论治时，如果阳气出现病变，仅祛除了病邪是不够的，还有一个重要因素要考虑，那就是使阳气复位，走入正常的运行轨道。这就是中医的精准定位，也称为复阳法。

复阳法最主要的用药就是炙甘草，必须是经过蜜炙、火炒的甘草，汲取了火的阳刚之气，才具有复阳功能。后人理解炙甘草的作用，多为调和诸药，也有人说炙甘草健脾和胃，那是对炙甘草最大的误解，也是对炙甘草功能的漠视，更可以说是对阳气学说的完全不理解。大家可以看仲景所创诸方，其用的最广泛的药物就是炙甘草。用炙甘草干什么？就是复阳。仲景创制的炙甘草汤，后世又称为复脉汤，把炙甘草作为主药推到台面上来，治疗"心动悸，脉结代"。心脏是运行阳气的主要器官，心主血脉。血液能够正常地在脉管内运行，全靠阳气推动固摄。心脏出了问题，靠什么使阳气复位？绝对是"炙甘草"！而后世漠视这个问题，对炙甘草汤中主用炙甘草这点避而不谈，反而大谈生地、麦冬、阿胶补血，桂枝、生姜通利血脉，这是对炙甘草复阳功能的不理解，也是对炙甘草汤功能的不理解。炙甘草在其他方中则属于从属地位，在其他主药将病邪祛除，阳气功能未恢复正常时，炙甘草就起到将阳气复位的作用。

通过对炙甘草复阳法的探讨，可知阳气在人体内是多么重要。仲景阳气学说绝不是凭空而论，而是有存在基础的。复脉，就是恢复血液在脉管内正常运行的功能。血为气之母，气为血之帅。血液能够在脉管内正常运行，全靠阳气率领。所以复脉者，复阳气也。阳气不复位，何来血液正常运行？用炙甘草复脉，确切地说，就是用炙甘草复阳气。所以说炙甘草是复阳法的主药。将炙甘草使阳气恢复到指定位置的作用搞清楚了，对我们正确理解主阳学说就通了一大半，对主阳学说能够指导临床的意义就更深入了。

甘草性平，蜜是蜜蜂采天地雨露阳光之精华而成，属阳和阴复合体。经过纯阳之火一炼，甘草属性大变，变为载天上自然之阳，合地上人工之火的产物。甘草本身产地为阳光多、雨水少的西北苦寒之地，这样一炮制，其复阳作用显而易见。炙甘草能复阳，在于甘草本身属阴体，经炮制而能引阳入阴，安全到位。炙甘草复阳的佐证，还有四逆汤中用炙甘草。四逆汤是著名的回阳救逆方，如果炙甘草没有复阳的作用，可舍炙甘草而用干姜、附子。但仲景却在干姜、附子基础上加炙甘草，这是因为干姜、附子虽可以温阳祛寒，但没有回阳之功，只有加炙甘草才能使阳气回转复位。所以炙甘草在炙甘草汤中是起复脉即复阳作用，其所治疾病病位在心，心主血脉，故又称复脉汤。炙甘草在四逆汤中是将阳气回复到肾，肾主封藏，为阳气之宅，所以将阳气回复到肾宅，就称作回阳救逆，也就是复阳到位的作用。张晓琳、刘国伟、王峰等用四逆诸方复阳固本，将四逆汤的临床应用范围扩大至六经病之阴寒证及内、妇、儿、外科等多种阳虚阴寒危重病症的治疗。

四逆汤中炙甘草二两，干姜一两半，附子一枚。炙甘草为君，量最大。炙甘草汤也是类似剂量。

（一）复阳法用药简述

甘 草

甘草系豆科植物甘草、胀果甘草或光果甘草的干燥根及根茎，性温，味甘，产于东北、华北、西北各地，具有益气滋阴、通阳复脉的功效，可用于治疗脾胃虚弱、倦怠乏力、心动悸、脉结代等，可解附子毒。

李东垣曰："阳不足者，补之以甘。甘温能除大热，故生用则气平，补脾胃不足而大泻心火；炙之则气温，补三焦元气而散表寒，除邪热，去咽痛，缓正气，养阴血。凡心火乘脾，腹中急痛，腹皮急缩者，宜倍用之。其性能缓急，而又协和诸药，使之不争。故热药得之缓其热，寒药得之缓其寒，寒热相杂者用之得其平。"

《汤液本草》曰："盖甘之味，有升降浮沉，可上可下，可内可外，有和有缓，有补有泻，居中之道尽矣。"

现代药理研究表明，甘草含有甘草苷、甘草总黄酮、甘草酸、甘草次酸、甘草多糖等多种化学成分，甘草及其提取物具有镇咳、祛痰、平喘及抗呼吸道病原体等作用；甘草总黄酮是甘草抗心律失常的主要物质基础，能对抗乌头碱等引起的心律失常，具有明显的抗心肌缺血活性作用；甘草酸、甘草次酸及甘草黄酮类有抗炎、抗过敏作用。彭智聪等研究发现炙甘草有显著的止痛作用。炙甘草还有较强的增强免疫功能的作用。

（二）复阳法方剂简述

炙甘草汤

炙甘草汤出自《伤寒论》，组成：炙甘草12克，生姜9克，桂枝9克，人参6克，生地黄30克，阿胶6克，麦门冬10克，麻仁10克，大枣10枚。其具有益气滋阴、通阳复脉之功效。方中重用炙甘草甘温益气，通经脉，利血气，缓急养心，为君；人参、大枣益气补脾养心，生地黄、麦门冬、麻仁、阿胶滋阴养血，为臣；桂枝、生姜、清酒温阳通脉，为佐。诸药合用，温而不燥，滋而不腻，共奏益气养血、滋阴复脉之功。现多用于治疗心律不齐、期前收缩、冠心病、风湿性心脏病、病毒性心肌炎、甲状腺功能亢进等且有心悸气短、脉结代等属阴血不足、阳气虚弱者。

《伤寒寻源》曰："君以炙甘草，坐镇中州。而生地、麦冬、麻仁、大枣、人参、阿胶之属，一派甘寒之药，滋阴复液，但阴无阳则不能化气，故复以桂枝、生姜宣阳化阴，更以清酒通经隧，则脉复而悸自安矣。"

（三）与复阳法相关的其他治疗

通常有些大手术后的患者，如肿瘤患者，手术虽切除了肿瘤，但是其要很长时间恢复元气，按我们中医的说法，手术伤了阳气，要用复阳法使阳气恢复，所以都会吃些温补的药物和食材，如附子、人参、黄芪、炙甘草、海参、乌鸡等，配合督灸、药浴等方法快速回复阳气，使阳气复位，走入正常的运行轨道。与复阳法相关的外治法中针刺的"烧山火"手法利用捻转、提插、呼吸开阖等手法从阳（外）引阴（内），将天部所生的阳气逐层引入地部，则阳胜于阴，而阳气自回，热感自生。

（四）与复阳法相关的医案

例1

韩某，男，46岁，1983年4月8日初诊。主诉：胸前区闷痛、气短乏力已3月余。症见面色不华，精神疲乏，胸闷作痛，虚烦多汗，心悸失眠，舌淡红，脉结代。据症分析：患者致富心切，除务农外，又兼养鱼、酿酒等业，操劳过度，气血虚损而致胸痹，治宜益气通阳、补血养阴，方用炙甘草汤。处方：党参30克，大枣15克，炙甘草10克，生地20克，麦冬20克，阿胶20克，生姜5克，桂枝5克，火麻仁6克。3剂，日1剂。取40毫升38度白酒与水同煎，阿胶烊化。6日后复诊，患者精神尚好，心胸舒展，脉无结代，拟红参30克，分3次用冰糖与水炖服，随访未复发。

例2

吴某，女，20岁。患者咳嗽多痰，微有寒热，缠绵数月，形体日羸，动则气促，似疟非疟，似损非损。温凉补散杂投，渐致潮热，时而畏寒，咳嗽食少，卧难熟睡。因见形神衰夺，知为内损，脉得缓中一止，直以结代之脉而取法焉。此乃阳衰阴凝之象，营卫虚弱之证。谛思结代之脉，仲景原有复脉汤法，方中地黄、阿胶、麦冬滋肾之阴以保金；炙甘草、人参、桂枝、大枣、生姜、清酒益心之阳以复脉。用以治之，数月沉疴，一月而愈。

参 考 文 献

胡小鹰，彭国平，1996. 甘草总黄酮抗心律失常作用研究[J]. 中草药，27（12）：733-735.

刘雅茜，2008. 蜜炙对甘草化学成分及药理作用的影响[D]. 沈阳：沈阳药科大学：18-72.

潘燕，2004. 甘草水溶性总黄酮抗心肌缺血作用的研究[J]. 辽宁中医杂志，31（2）：173.

彭智聪，鲁汉兰，易生富，1989. 甘草蜜炙后对小鼠的止痛作用[J]. 中国中药杂志，14（8）：22-23.

张玉龙，王梦月，杨静玉，等，2015. 炙甘草化学成分及药理作用研究进展[J]. 上海中医药大学学报，29（3）：99-102.

（归纳整理：赵　义）

十五、养阳法

《金匮要略》记载："夫人禀五常，因风气而生长，风气虽能生万物，亦能害万物。如水能浮舟，亦能覆舟。若五脏元真通畅，人即安和……若人能养慎，不令邪风干忤经络……病则无由入其腠理。腠者，是三焦通会元真之处，为血气所注；理者，是皮肤脏腑之纹理也"，说明了阳气在防病治病中的重要作用。什么叫养慎呢？我的理解是日常生活中要注意饮食、起居、房室等各方面以养护阳气。一时不慎，外邪入侵，马上用导引吐纳、针灸按摩等方法疏通阳气，可以防病治病。所以说，养慎就是养阳气。养慎用在具体的治疗疾病中，则可以称作养阳法了。阴阳乃生杀之本始，万物之纲纪。我们的身体好不好，归根于我们的阳气秘固不秘固，也就是阳气强不强，阳强乃秘。但是日常生活中很多因素，如易怒、贪食、酗酒、欲望太多、懒于活动等无一不在戕害着我们体内宝贵的阳气。所以张仲景要求大家养慎，即养阳气。在日常生活中须小心谨慎，不要忽略任何一个细小的环节，防止一不小心就伤了人体的阳气。

张仲景在治疗疾病的选方用药上，其所主张的养阳法，也体现了一个"慎"字。疾病本身消耗的是人体阳气，用于治疗疾病的药物有其偏性，中医学是利用药物的偏性治疗疾病的。如何能够利用药物的偏性祛除病邪，恢复阴阳平衡，又能养护阳气，不至于疾去阳伤呢？综观仲景全书，细心揣摩，从其提示的"慎"字出发，发现其养阳法主要是从食材入手，即顾护阳气的生化之源——胃气，来达到养阳的目的。例如，桂枝汤证啜热稀粥法，服药的同时，一碗热气腾腾、散发着米香的热粥下肚，患者马上就会精神大增，气力倍长，这个精神气力，中医学称之为阳气。阳气一增，挟着药力，风寒表邪焉有不除之理。这种养阳法属细雨润物无声，大道无形，瞬间就将阳气养护在身了。可惜现代很多医者不知就里，只深究药物偏性，将明放在我们身边的卓有成效的养阳法忽略或弃之不用，以偏概全，致使经方的疗效大打折扣。又如经方中的附子粳米汤、桃花汤、白虎汤、白虎加人参汤、竹叶石膏汤、麦门冬汤、白虎加桂枝汤中用粳米，很多人认为粳米是日常之饵，不足挂齿，开方处药只注重几味方中主药的使用，像白虎汤用石膏、知母，宁愿加一些金银花、连翘之属，都不交代患者加一把米煎煮。我在有关杂志上看了很多临床使用上述方剂的报道，遗留粳米入药的比比皆是。其实这是忽略了仲景苦心设计的养阳法，用粳米养阳与上述啜热稀粥养阳之理相同。

养阳法贵在一个"养"字。调养生息是不能一蹴而就的，须缓缓图之，谨慎呵护，所以仲景提出一个"慎"字，配方用药同样没有什么波澜起伏，大破大立。正因为如此，很多后世医家没有看出门道，遗漏或轻视者有之。

养阳法和建阳法形似而神不似。养阳法属于轻描淡写，多用平性的食材和药物养护阳气，看似无用，其实是大有可为之法。建阳法则属于直奔主题，药物选择就是要建设中焦脾胃，使它能源源不断地产生阳气，以解病痛。

一无形，一有形；一无为，一有为，养阳与建阳，体现了仲景选方用药是何等的高深，也说明了中医学是何等的奥妙。

（一）养阳法用药简述

粳　米

粳米为禾本科植物稻（粳稻）去壳的种仁。秋季颖果成熟时采收，脱下果实，晒干，除去稻壳即可。味甘性平，归脾、胃、肺经。功效：补气健脾，除烦渴，止泻痢。主治：脾胃气虚，食少纳呆，倦怠乏力，心烦口渴，泄下痢疾。

《食疗本草》曰："新熟者动气，常食干饭，令人热中，唇口干；不可和苍耳食之，令人卒心痛；不可与马肉同食之，发痼疾。"

《随息居饮食谱》曰："粳米甘平，宜煮粥食，功与籼同，籼亦可粥而粳较稠，粳亦可饭而籼耐饥。粥饭为世间第一补人之物……患停饮者不宜啜粥。痧胀霍乱虽米汤不可入口，以其性补，能闭塞隧络也。故贫人患虚证，以浓米饮代参汤。至病人、产妇粥养最宜，以其较籼为柔，而较糯不粘也。炒米虽香，性燥助火，非中寒便泻者忌之。又有一种香粳米，自然有香，亦名香珠米，煮粥时加入之，香美异常，尤能醒胃。凡煮粥宜用井泉水，则味更佳也。"

《本草经疏》曰："粳米即人所常食米……为五谷之长，人相赖以为命者也……其味甘而淡，其性平而无毒，虽专主脾胃，而五脏生气，血脉、精髓，因之以充溢周身；筋骨、肌肉、皮肤，因之而强健。《本经》：益气，止烦，止泄，特其余事耳。"

现代药理研究表明，粳米含淀粉、蛋白质、脂肪和少量维生素 B，能补脾胃、养五脏、壮筋骨、通血脉、益精强志、润颜。粳米米糠层的粗纤维分子有助于胃肠蠕动，对胃病、便秘、痔疮等疗效较好；粳米能提高人体免疫功能，促进血液循环，从而减少患高血压风险；粳米能预防糖尿病、脚气病和便秘等疾病；粳米中的蛋白质、脂肪、维生素含量都比较多，多食能降低胆固醇，减少心脏病和中风的发生概率；粳米可预防过敏性疾病，因粳米所供养的红细胞生命力强，又无异体蛋白进入血流，故能防止一些过敏性皮肤病的发生。

（二）养阳法方剂简述

附子粳米汤

药物组成：制附子 15 克，半夏、甘草各 10 克，大枣 10 枚，粳米 15 克。本方有温中散寒止痛、和胃蠲饮降逆的作用，主要用于脾胃虚寒、水湿内停的腹满痛证治。此方制附子祛寒，半夏止呕，兼祛寒饮，至于甘草、大枣、粳米，或解制附子、半夏之毒，或逗留制附子热力，使之绵长，或制制附子、半夏之燥烈，或益脾胃，总之不过佐使之用，方中之义，大抵如此。

《金匮要略心典》曰："下焦浊阴之气，不特肆于阴部，而且逆于阳位，中土虚而堤防撤矣。故以附子辅阳驱阴，半夏降逆止呕，而尤赖粳米、甘、枣培令土厚，而使敛阴气也。"

《绛雪园古方选注》曰："治以附子之温，半夏之辛，佐以粳米之甘，使以甘草、大枣缓而行之，上可去寒止呕，下可温经定痛。"

（三）与养阳法相关的其他治疗

借助春夏阳旺阳升之势，对阳虚患者用温阳药；借助秋冬阴盛阳降之势，对阴虚患者用滋阴药，从而更好地达到扶阳助阴、调和阴阳的目的。冬病夏治就是利用春夏养阳的法则治疗某些慢性疾病。例如，老年性慢性支气管炎，患者多伴有肾阳不足、阴寒内凝等证，因不耐受冬季阳气潜藏、阴寒生盛之时，好发于冬季而称冬病。在夏季阳旺之时，用补阳药、针灸等方法，能改善患者的阳虚内寒症状，使冬季发病得以控制或减轻。平时可教患者练习太极拳、八段锦，包括根据个人体质制定相应的体育锻炼操，这些都可以取到养阳之功效。

（四）与养阳法相关的医案

例1

彭君德初夜半来谓："家母晚餐后腹内痛，呕吐不止。煎服姜艾汤，呕痛未少减，且加剧焉，请处方治。"吾思年老腹痛而呕，多属虚寒所致，处以砂半理中汤。黎明彭君仓促入，谓服药后腹痛呕吐如故，四肢且厥，势甚危迫，恳速往。同去其家，见伊母呻吟床第，辗转不宁，呕吐时作，痰涎遍地，唇白面惨，四肢微厥，神疲懒言，舌质白胖，按脉沉而紧。伊谓："腹中雷鸣剧痛，胸膈逆满，呕吐不止，尿清长。"凭证而论，则为腹中寒气奔迫，上攻胸胁，胃中停水，逆而作呕，阴盛阳衰之候。《金匮要略》叙列证治更确切，"腹中寒气，雷鸣切痛，胸胁逆满，呕吐，附子粳米汤主之"。尤在泾对此亦有精辟之论述，"下焦浊阴之气，不特肆于阴部，而且逆于阳位，中土虚而堤防撤矣。故以附子辅阳驱阴，半夏降逆止呕，而尤赖粳米、甘、枣培令土厚，而使敛阴气也"。其阐明病理，绎释方药，更令人有明确之认识。

彭母之病恰切附子粳米汤，可以无疑矣！但尚恐该汤力过薄弱，再加干姜、茯苓之温中利水以宏其用。服两剂痛呕均减，再两剂痊愈。改予姜附六君子汤以温补脾胃，调养十余日，即速复如初（赵守真医案）。

按语：辨证详，用药精，值得效法。

例2

王某，女，45岁，1981年10月27日就诊。两天前凌晨五时，突然脐腹鸣响疼痛，痛势剧烈，全身畏寒甚，须紧束其裤带，加以重被，疼痛畏寒稍减，持续一小时许，天明则疼痛畏寒全无，白天一如常人。患者初不介意，但于翌日凌晨一时疼痛又作，症状和疼痛时间同前，白天亦无不适。诊其脉沉细无力，舌质淡，苔薄白，饮食二便正常，据此脉证诊断为《金匮要略》之"寒疝"腹痛，证属肠胃虚寒，阳气式微，阴寒内盛。

以附子粳米汤全方加细辛。药用：制附片 30 克（先煎 2 小时），法半夏 15 克，大枣 20 克，炙甘草 10 克，细辛 5 克，粳米 50 克。当天服药 3 次，凌晨腹鸣疼痛，畏寒大减。次日仍进原方 1 剂，日 3 服，患者诸症全瘥。两年后随访未见复发（吴远定医案）。

按语： 本案在辨证时着重抓住了脐腹雷鸣疼痛，痛时全身畏寒甚，并且疼痛的时间在凌晨五时至六时，这说明本证阳虚寒盛的特点与附子粳米汤证病机相符，用之果效。

参 考 文 献

陈明，2006. 金匮名医验案精选[M]. 北京：学苑出版社：1-628.

杨世权，1989. 滋阴解热 不汗而汗——赵守真《治验回忆录·阴虚发热案》赏析[J]. 上海中医药杂志，（6）：38-39.

（归纳整理：张炜华）

十六、升 阳 法

升降出入是阳气运行的基本形式。卫行脉外，大气周流，清阳出上窍，发腠理，实四肢，轻清上升是阳气运行的具体方式。若阳气不升反而内陷，出现泄利不止诸症，则在针对原发病证治疗的同时，须用升阳法。如《伤寒论》中"太阳病，桂枝证，医反下之，利遂不止。脉促者，表未解也。喘而汗出者，葛根黄芩黄连汤主之"，这是一个典型的表邪未解、阳气下陷引起的下利病例，方中重用葛根半斤先煎，取其升阳举陷而止下利的作用。《伤寒论》中"伤寒六七日，大下后，寸脉沉而迟，手足厥逆，下部脉不至，喉咽不利，唾脓血，泄利不止者，为难治。麻黄升麻汤主之"，此为误下后，阳气内陷，上热下寒，虚实互见的复杂证候。方中的升麻作为主药之一，主要用于升发内陷之阳气，使阴阳顺接，恢复阳气升降出入运行功能。自金元以后，人们对升麻的升阳举陷作用有了进一步认识，将其用治中气下陷证，如子宫脱垂等。李东垣的补中益气汤中用升麻，为后世广泛效法。总之，升阳法是治疗阳气下陷的重要方法，阳气下陷是引起气机紊乱的重要因素，葛根、升麻是升举阳气的要药，升阳法迄今在临床上仍发挥着秘固阳气的重要作用。

或问小剂量柴胡可升阳吗？如升阳益胃汤、补中益气汤、升陷汤中均有小剂量柴胡。理论上，任何辛味药，小剂量使用都可以升阳，如连苏饮治呕吐。此处论柴胡升阳，那麻黄升不升阳？自设逻辑陷阱，很容易陷入中医是"循环医""百变医""百通医"的泥潭中。就像取类比象学说运用不当就很容易造成笑话，比如有人说小孩兔唇是因为母亲怀孕的时候吃了兔子，所以生下来的小孩豁嘴，岂不是天大的笑话。

柴胡往和阳法走，比往升阳法走科学。升麻升阳，柴胡和阳，升和相加，自然一片朗朗晴空。

肾脏病之尿蛋白，可取"陷者升之"，即升阳法治疗。我习惯用补中益气汤化裁。

（一）升阳法用药简述

柴 胡

柴胡为伞形科植物柴胡或狭叶柴胡的干燥根或全草。按性状不同，前者习称北柴胡，后者习称南柴胡。其性微寒，味苦、辛，归肝、胆经，具有疏肝利胆、疏气解郁、透表泻热、升举阳气之功效。煎服，3～10克。解表退热用量宜稍重，且宜用生品。疏肝解郁宜醋炙，升阳举陷可生用或醋炙，其用量均宜稍轻。

《神农本草经》云："味苦，平。主治心腹，去肠胃中结气，饮食积聚，寒热邪气，推陈致新。久服轻身、明目、益精。"柴胡为清虚热中药，主治感冒发热、寒热往来、疟疾、肝郁气滞、胸胁胀痛、脱肛、子宫脱垂、月经不调。

现代药理研究表明，柴胡主要含柴胡皂苷（a、b、c、d 四种），甾醇，挥发油（柴胡醇、丁香酚等），脂肪酸（油酸、亚麻酸、棕榈酸、硬脂酸等）和多糖等。①解热。有效成分：挥发油、柴胡皂苷。作用：对伤寒、副伤寒疫苗，大肠杆菌液，发酵牛奶，酵母等所致发热有明显解热作用；且能使动物正常体温下降。商品柴胡煎剂 2g/kg 给兔灌胃，对用疫苗及温刺引起的发热均有明显的解热作用。②抗炎。有效成分：柴胡皂苷。作用：对多种致炎剂所致踝关节肿和结缔组织增生性炎症均有抑制作用。柴胡皂苷 300mg/kg 腹腔注射，可抑制卡拉胶、5-羟色胺、组胺引起的大鼠足跖肿胀，抑制大鼠棉球肉芽肿。同时可使肾上腺肥大，胸腺萎缩；抑制炎症组织组胺释放及白细胞游走。③促进免疫功能。有效成分：柴胡多糖。作用：吞噬细胞功能增强，自然杀伤细胞功能增强，提高病毒特异性抗体滴度，提高淋巴细胞转化率，提高皮肤迟发性过敏反应。④抗肝损伤，柴胡注射液（浓度1∶1）每只1ml皮下注射连续5天可显著降低四氯化碳引起的大鼠血清谷丙转氨酶升高，肝细胞变性及坏死也明显减轻，肝细胞内糖原及核糖核酸含量也接近正常。⑤抗辐射损伤，柴胡多糖每只 5mg 腹腔注射，可提高照射小鼠的存活率，小鼠胸腺细胞中 ^{3}H-TdR 的掺入增加，加速胸腺细胞的释放，同时又使血浆中皮质酮含量增加，切除肾上腺后，不再有这些表现，故认为是通过肾上腺皮质实现的。此外，柴胡在体外有抗结核菌作用。

升　麻

升麻为毛茛科植物大三叶升麻、兴安升麻或升麻的干燥根茎。味辛、微甘，性微寒。归肺、脾、胃、大肠经；能发表透疹，清热解毒，升举阳气；用于风热头痛，齿痛，口疮，咽喉肿痛，麻疹不透，阳毒发斑；脱肛，子宫脱垂。

《神农本草经》曰："主解百毒……辟温疾、瘴邪。"

《名医别录》曰："主解……中恶腹痛，时气毒病……头痛寒热，风肿诸毒，喉痛口疮。"

《滇南本草》曰："表小儿痘疹，解疮毒，咽喉（肿），喘咳音哑，肺热，止齿痛，乳蛾，痄腮。"

现代药理研究表明，本品含升麻碱、水杨酸、咖啡酸、阿魏酸、鞣质等；兴安升麻含升麻苦味素、升麻醇、升麻醇木糖苷、北升麻醇、异阿魏酸、齿阿米素、齿阿米醇、升麻素、皂苷等。升麻对结核杆菌、金黄色葡萄球菌和卡他球菌有中度抗菌作用。北升麻提取物具有解热、抗炎、镇痛、抗惊厥、升高白细胞、抑制血小板聚集及释放等作用。升麻对氯乙酰胆碱、组胺和氯化钡所致的肠管痉挛均有一定的抑制作用，还具有抑制心脏、减慢心率、降低血压、抑制肠管和妊娠子宫痉挛等作用。其生药与炭药均能缩短凝血时间。

（二）升阳法方剂简述

麻黄升麻汤

药物组成：麻黄二两半，升麻、当归各一两一分，知母、黄芩、葳蕤各十八铢，芍药、天冬、桂枝、茯苓、甘草、石膏、白术、干姜各六铢。《金匮要略心典》曰："下焦浊阴之气，不特肆于阴部，而且逆于阳位，中虚而堤防撤矣。故以附子辅阳驱阴，半夏降逆止呕，而尤赖粳米、甘、枣培令土厚，而使敛阴气也。"此方集温、清、补、散于一体，共奏发越郁阳、清上温下之功。李时珍言麻黄乃"发散肺经火郁之药"，升麻主解百毒，辟温疾、瘴邪，为治咽喉肿痛的要药，方中用麻黄、升麻、桂枝汗之解其表，以发越其阳气。然则病已伤阴损络，故佐以石膏、黄芩、知母、葳蕤、天冬、当归、芍药等育阴清热，润肺解毒。此与发越郁阳之品似乎性味相反，但对此复杂之病，正可相得益彰。泄利不止，为脾伤气陷，故用小量之白术、干姜、甘草、茯苓等温中健脾，以补下后之虚。药味虽多，并无杂乱。

《证治准绳》曰："治小儿面色萎黄，腹胀食不下……麻黄二分，桂枝、杏仁、吴茱萸、草豆蔻、厚朴、曲末、羌活、白茯苓、升麻根、苍术、泽泻、猪苓、陈皮、黄柏各一分，柴胡根、白术、青皮、黄连各五分。"

（三）与升阳法相关的其他治疗

治疗腰椎间盘突出症，从疏通督脉、升阳祛湿立法，临床摸索出一套能帮助患者较快改善腰椎间盘突出症的症状和体征，恢复工作和生活的治疗方法，称为通督升阳法。通督升阳法是通过针刺督脉相关穴位调畅督脉，同时选择适当穴位隔姜灸，以疏通督脉、升阳祛湿为目的的一种中医治疗方法。

（四）与升阳法相关的医案

例1

刘某，女，年20余，腊月中旬患咳嗽，挨过半月，病热少减。正月五日，复咳倍前，自汗体倦，咽喉干痛。至元宵，忽微恶寒发热，明日转为腹痛自利。手足逆冷，咽痛异常。又三日则咳吐脓血。张诊其脉，轻取微数，寻之则仍不数，寸口似动而软，尺部略重则无。审其脉证，寒热难分，颇似仲景厥阴篇中麻黄升麻汤证。盖始本冬温，所伤原不为重，故咳至半月渐减，乃勉力支持岁事，过于劳役，伤其脾肺之气，故复咳甚于前。至元宵夜忽增寒发热，来日遂自利厥逆者，当是病中体虚，复感寒邪之故。热邪既伤于内，寒邪复加于外，寒闭热郁，不得外散，势必内夺而为自利，致邪传少阴厥阴，而为咽喉不利，吐脓血也。虽伤寒大下后，与伤热后自利不同，而寒热错杂则一，遂予麻黄升麻汤。一剂，肢体微汗，手足温暖，自利即止。明日诊之，脉向和。嗣后与异功生脉散合服，数剂而安（张石顽医案）。

例2

李某，男，50岁。曾二次患喉痹，一次患溏泄，治之愈。今复患寒热病，历十余日不退，邀余诊。切脉未竟，已下利二次，头痛，腹痛，骨节痛，喉头尽白而腐，吐脓样痰挟血。六脉浮中两按皆无，重按亦微缓，不能辨其至数，口渴需水，小便少，两足少阴脉似有似无。诊毕无法立方，且不明其病理，连拟排脓汤、黄连阿胶汤、苦酒汤，皆不惬意；复拟干姜黄连黄芩人参汤，终觉未妥；又改拟小柴胡汤加减，以求稳妥。继因雨阻，宿于李家，然沉思不得寐，复讯李父，病人曾出汗几次？曰：始终无汗。曾服下剂否？曰：曾服泻盐三次，而致水泻频仍，脉忽变阴。余曰：得之矣。此麻黄升麻汤证也。患者脉弱易动，素有喉痰，是下寒上热体质；新患太阳伤寒而误下，表邪不退，外热内陷，触动喉痰旧疾，故喉间白腐，脓血交并；脾弱湿重之体，复因大下而成水泻，水走大肠，故小便不利；上焦热甚，故口渴；表邪未退，故寒热头痛、骨节痛各症仍在；热闭于内，故四肢厥冷；大下之后，气血奔集于里，故阳脉沉弱；水液趋于下部，故阴脉亦闭歇。

拟麻黄升麻汤：本方有桂枝汤加麻黄，所以解表发汗；用黄芩、知母、石膏以消炎清热，兼生津液；有苓、术、干姜化水利小便，所以止利；用当归助其行血通脉；用升麻解咽喉之毒；用玉竹以祛脓血；用天冬以清利痰脓。明日，即可照服此方。李终疑脉有败征，恐不胜麻桂之温，欲加高丽参。余曰：脉沉弱，肢冷，是阳郁，非阳虚也。加参转虑掣消炎解毒之肘，不如不用，经方以不加减为贵也。后果服之而愈（陈逊斋医案）。

参 考 文 献

戴执礼，1966. 陈逊斋医学笔记（续）——《伤寒论》诸方之运用[J]. 江苏中医，（3）：33-35.

赵立勋，1983. 略论吴又可和张石顽对卫气营血辨证学说形成的贡献[J]. 中医杂志，（7）：4-6.

（归纳整理：张炜华）

十七、固 阳 法

清朝陈修园《医学三字经》记载"人得天地之气以生，有生之气，即是阳气，精血皆其化生也"，是说阳气乃化生精血津液的本源。其实，阳气还有一个重要功能，那就是统摄精微物质及精血津液等在体内的运行。如果人体阳气虚衰，统摄功能失职，出现下利、下血、吐血等症，在没有实邪的情况下，固阳法是首选。《伤寒论》记载"伤寒服汤药，下利不止，心下痞硬，服泻心汤已，复以他药下之，利不止。医以理中与之，利益甚。理中者，理中焦，此利在下焦，赤石脂禹余粮汤主之""少阴病，下利便脓血者，桃花汤主之""少阴病，二三日至四五日，腹痛，小便不利，下利不止，便脓血者，桃花汤主之"，说明阳气虚衰，络脉不固，统摄无权，以致大肠滑脱，出现下利不止的证候。两方重用赤石脂、禹余粮直接固阳以止下利。如果泄利不止，大便随矢气而排出，出现阳气极度虚损致虚寒性肠滑气利状况，桃花汤中尚有干姜温振阳气，而此时如患者病势凶猛，仲景甚至用诃梨勒散中诃子一味中药，单刀直入，温阳药也不用了，防止掣肘，其意在固阳，阳固自然利止。同理，阳气虚衰，血不归经，吐血不止者，选用柏叶汤，方中艾叶、干姜温阳守阳，柏叶收敛，更用马通汁（即马粪绞汁，现代多用童便代之），以固阳气，亦善止血。古代民间对跌打损伤、内脏出血的人，其手段是让患者先喝一碗童便，将阳气护住，再寻有经验的大夫医治，童便在民间是固阳的主药。若阳气虚衰，统摄无权而血下渗，出现便血者，选用黄土汤。方中主用灶心黄土，又名伏龙肝，黄土在柴火灶中久经火烤，日积月累汲取了火阳的精粹，具备了固阳止血功效。固阳法针对阳气虚衰，失去统摄之权而出现一系列精血津液丢失的情况，其用药是很有特点的，选方也是很精致的。固阳法选方用药总以"涩可固脱"为原则，在固住外脱阳气的前提下，佐以温阳补阳之药，使阳气充足，能够行使统摄之权。

（一）固阳法用药简述

赤 石 脂

赤石脂为硅酸盐类矿物多水高岭石族多水高岭石，主含含水硅酸铝，主产于辽宁、内蒙古、河北、山西等地。其味甘、涩、酸，性温，具有涩肠、收敛止血、收湿敛疮、生肌之功效，常用于久泻、久痢、便血、脱肛、遗精、崩漏、带下、溃疡不敛、湿疹、外伤出血者。

《神农本草经》曰："主治黄疸，泻痢，肠澼，脓血，阴蚀，下血赤白，邪气痈肿，疽痔，恶疮，头疡，疥瘙。"

《千金翼方》曰："主养心气，明目，益精，疗腹痛泄澼，下痢赤白，小便利及痈疽疮痔，女子崩中、漏下、产难、胞衣不出。"

《药性论》曰："补五脏虚乏。"《本草纲目》曰："补心血，生肌肉，厚肠胃，除水湿，收脱肛。"

现代药理研究表明，赤石脂主要成分为含水硅酸铝，尚含相当多的氧化铁等物质，其组成是硅 42.93%、铝 36.58%、氧化铁及锰 4.85%、镁及钙 0.94%、水分 14.7%。具有：①止泻作用。赤石脂含有大量含水硅酸铝，口服能吸附消化道内的毒物，如磷、汞、细菌毒素、异常发酵产物及炎性渗出物，并能覆盖肠黏膜，以减少对胃肠道的刺激，而呈吸附性止泻作用。②止血作用。实验表明，赤石脂合剂能使凝血时间和出血时间明显缩短，与大黄和生理盐水对照组比较有极显著的差异（$P < 0.01$）。

（二）固阳法方剂简述

赤石脂禹余粮汤

药物组成：赤石脂 30 克，禹余粮 30 克。上二味，以水 1.2 升，煮取 400 毫升，去滓，分三次温服。赤石脂为君药，味甘、涩、酸，性温，入于胃肠，擅长涩肠止泻，为治疗久泻久痢、下利脓血之常用药物，禹余粮性平微寒，味甘、涩，配合赤石脂加强涩肠止泻之功。

柯琴曰："甘、姜、参、术可以补中宫大气之虚，而不足以固大肠脂膏之脱。故利在下焦者，概不得以理中之理收功矣。夫大肠之不固，仍责在胃；关门之不闭，仍责在脾……二石皆土之精气所结……实胃而涩肠，用以治下焦之标，实以培中宫之本也。此症土虚而火不虚，故不宜于姜、附。"

（三）与固阳法相关的其他治疗

古人称人乳、胞衣、童便三者为"接命之至宝"，对虚损痨怯之人大有裨益，人人皆谓之滋阴补虚，实为固阳，否则如竹篮打水，边补边漏，故以固阳法秘固阳气后再行进补，则亡羊补牢，未为迟也。

微波治疗是采用微波照射病变部位，病变组织吸收微波后自身能产生热量，因此与其他热敷方法相比，病变组织升温快，并且温度分布均匀。这种不损伤人体组织而治疗疾病的方法其实就是在固护人体的阳气，使人体正气增强从而达到治疗疾病的目的。

（四）与固阳法相关的医案

石某，女，31 岁，因原发性不孕 3 年多于 2006 年 5 月 19 日初诊。患者末次月经于 2006 年 6 月 2 日来潮，2006 年 6 月 13 日 B 超检查：子宫内膜厚度 6mm，左侧卵巢卵泡 15mm×14mm。平素大便正常，现腹泻如水 4 天，日解 2 次，矢气多，左侧少腹隐痛，胃中发凉。舌淡红，苔薄白，脉细。治法：温中固涩。方剂：赤石脂禹余粮汤合桃花汤加味。组成：赤石脂 30 克，禹余粮 30 克，干姜 6 克，炒粳米 30 克，神曲 10 克，木香 10 克，3 剂。进药 1 剂，腹泻即止。

本病例为水泻，即《素问·至真要大论》中的"注泄"，同时见胃中寒，矢气多，但并无食积在中。究其原因，则如《素问·举痛论》所云"寒气客于小肠，小肠不得成聚，故后泄腹痛矣"。治疗当以桃花汤温中散寒，用赤石脂禹余粮汤固肠止泻，加神曲以消食助运，加木香以行气燥湿止痛，则阳气得固，寒气得散，覆杯即愈。

参 考 文 献

黄仕文，戴启刚，2012. 乌头赤石脂丸对寒凝胸痹大鼠血液黏度、TXB_2、6-keto-$PGF_{1\alpha}$、ET、NO、SOD 及 MDA 的影响[J]. 山西中医学院学报，13（3）：56-58.

（归纳整理：赵 义）

十八、抵 阳 法

寒邪最易伤阳气。寒性收引，寒邪入侵或内生，损伤或阻遏了阳气，阳气与寒邪相搏，气的运行障碍最易产生痛证。疼痛是患者在临床上最痛苦的一个症状，对医生的要求是能迅速止痛。现代治疗疼痛的手段多样，远胜于古代，很多医院设有疼痛专科，说明痛证是一个需要深入研究的病证。但是随着人们用现代手段治疗痛证的有效开展，深入挖掘古人治疗痛证的有效方法则略显不足。我在这里阐述的抵阳法就是一个明显的例子。抵，有效抵抗、阻挡的意思。抵阳法，指能够有效抵抗、有效阻挡寒邪导致阳气不通产生痛证的治疗方法。《金匮要略》中说"寒气厥逆，赤丸主之""腹痛，脉弦而紧，弦则卫气不行，即恶寒；紧则不欲食，邪正相搏，即为寒疝。寒疝绕脐痛，若发则白津出，手足厥冷，其脉沉紧者，大乌头煎主之""寒疝，腹中痛，逆冷，手足不仁，若身疼痛，灸刺诸药不能治，抵当乌头桂枝汤主之"。从上述内容可知，仲景是把乌头作为一味重要的止痛药在用，而且用的指征是"灸刺诸药不能治"。可惜现代临床中医师们除了将乌头用于四肢关节痛，根本不考虑将乌头用于治疗其他顽固凶险的疼痛，白白浪费了乌头这一重要作用，落下了慢郎中的名声。乌头不仅能止急腹痛，还能治疗心绞痛，《金匮要略》明说"心痛彻背，背痛彻心，乌头赤石脂丸主之"。乌头止痛作用仲景明明说了，只有乌头，才能抵当。抵当者，其意不就是抵抗、抵挡、当之大任吗？所以抵阳法治疗胸腹急痛证，只要辨证为寒气厥逆、阳气阻塞的，就可以大胆使用乌头。

（一）抵阳法用药简述

乌 头

乌头为毛茛科植物，母根称为乌头，为止痉剂，治风痹、风湿神经痛。侧根（子根）入药，称为附子，有回阳、逐冷、祛风湿的作用，治大汗亡阳、四肢厥逆、霍乱转筋、肾阳衰弱的腰膝冷痛、形寒肢冷、精神不振及风寒湿痛、脚气等症。

乌头为散寒止痛要药，既可祛经络之寒，又可散脏腑之寒。然其有大毒，用之宜慎。

乌头能散经络之寒而止痛，适用于风湿、类风湿关节炎等，如乌头汤治历节病；散脏腑之寒而止痛，适用于寒邪所致心腹疼痛，如乌头赤石脂丸治心痛，赤丸治腹满痛，大乌头煎、乌头桂枝汤治寒疝腹痛。

乌头除单独为方外，多与他药配伍使用。有相辅相成配伍者，如乌头赤石脂丸，方中大辛大热之乌头为主药，逐寒止痛，与大辛大热之附子、蜀椒、干姜合用，相辅相成，以加强其温阳逐寒止痛之力；也有相反相成配伍者，如治寒饮上逆腹痛的赤丸方中，乌头与相反药半夏同用，相反相成，以增强散寒化饮降逆之功。

陶弘景指出"乌头与附子同根，附子八月采……乌头四月采"。

宋代杨天惠指出"盖附子之品有七，实本同而末异，其初种之头，附乌头而傍生者为附子，又左右附而偶生者为鬲子，又附而长者为天雄，又附而尖者为天锥，又附而上者为侧子，又附而散生者为漏蓝子"。

明代李时珍也指出"初种为乌头，象乌之头也，附乌头而生者为附子，如子附母也。乌头如芋魁，附子如芋子，盖一物也"。他将乌头分为川乌与草乌两类，"出彰明者即附子之母，今人谓之川乌头……其产江左山南等处及本经所列乌头，今人谓之草乌头"。乌头、附子的主产区是四川江油、平武一带。通常药用商品主要是栽培品，主根（母根）加工后称川乌，侧根（子根）则称附子，所含的化学成分有次乌头碱、乌头碱、新乌头碱、塔拉地萨敏、川乌碱甲、川乌碱乙等。

乌头的花美丽，可供观赏，清代吴其浚在《植物名实图考》一书中有较生动的描述，"其花色碧，殊娇纤，名鸳鸯菊，《花镜》谓之双鸾菊，朵头如比邱帽，帽拆内露双鸾并首，形似无二，外分二翼一尾"。

川乌含双酯型二萜生物碱，0.4%～0.8%，如乌头碱、中乌头碱等，经水解可成为毒性较小的单酯类生物碱。

实验证明，乌头注射液（每毫升含乌头碱 0.4 毫克）对小鼠移植性肿瘤前胃癌 FC 和肉瘤 S_{180} 均有一定抑制作用，并能抑制 Lewis 肺癌自发转移。以生川乌为主组成的复方三生针注射液体外实验表明，其对人肺癌、肝癌、胃癌细胞均有直接杀伤效应和抑制作用，能使细胞分裂停止在中期以前，与长春新碱的作用相似，并能抑制人肺癌细胞、小鼠 Lewis 肺癌细胞及肝癌细胞 DNA、RNA 和蛋白质的合成，尤对 RNA 的合成抑制作用最强。复方三生针不同浓度对癌细胞的抑制率亦不同。该药对小鼠外周血淋巴细胞酸性 α-萘乙酸酯酶活性（ANAE）阳性率、淋巴细胞转化率、血清 IgG 及溶菌酶含量均无明显影响，提示复方三生针的抗癌机制可能主要与其抑制细胞生长和核酸代谢有关。草乌能提高血清总补体的活性及网状内皮系统的吞噬功能。

现代应用：①恶性肿瘤。汤铭新等报道，用 0.8mg/2ml 的乌头注射液每日 1～2 次肌内注射，30 天为 1 个疗程，休息 15～30 天后继续给药，治疗晚期胃癌不能手术患者 16 例，总有效率为 61.54%；治疗胃癌姑息术后患者 46 例，有效率为 80.0%；治疗晚期原发性肝癌患者 22 例，有效率为 54.54%。有效病例表现疼痛缓解，食欲增加，存活期延长。临床观察认为四川产乌头制成的注射液疗效显著，它不但能缓解胃癌、肝癌患者的消化道症状，而且有明显的镇痛效果，且无毒副作用，不成瘾，优于化疗。②白血病。郑金福等报道，用生川乌配巴豆、雄黄等药组成抗白丹治疗 10 例白血病患者，所有患者均经临床、血象或骨髓象检查确诊，其中急性淋巴细胞白血病患者 2 例，急性粒细胞白血病患者 6 例，急性单核细胞白血病患者 2 例。抗白丹剂量成人每天 4～8 丸，小儿 1～4 丸，于清晨 5 时开水一次送服，连服 3～5 天，休息 1 天。一般先从小量开始，逐步加量，以保持大便每天 4～5 次为度。结果显示，单用抗白丹治疗的 6 例中，有效 2 例，无效 4 例，抗白丹合并化疗的 4 例中，有效 3 例，无效 1 例。

乌头中毒多与超量、生用、配伍不当或与酒同用有关。表现症状为口舌及全身发麻、头晕、耳鸣、言语不清及心悸气短、面色苍白、四肢厥冷、腹痛腹泻等。可用中药蜂蜜冲服解毒或饮绿豆汤。

用药禁忌：乌头分为川乌、草乌。草乌毒性更大。乌头因采集时间，炮制、煎煮时间不同，中毒剂量差别很大。川乌为3～30克，草乌为3～4.5克，乌头碱0.2毫克口服即可中毒。川乌中毒可见口舌及全身发麻、恶心呕吐、胸闷、痉挛、呼吸困难、血压下降、体温不升、心律失常、神志不清、昏迷，以至循环、呼吸衰竭而死亡。草乌中毒症状与川乌基本相同。对于乌头类中毒量个体差异很大，有人仅煎服川乌6克，亦有仅服草乌1克即引起中毒。因此应特别注意中毒的早期症状，及早救治。临床使用乌头也宜以小剂量开始试用。

服用乌头时，不能食用豆豉、豉汁、盐酸等。因为它们药性相反，同食影响疗效并对身体不利。

（二）抵阳法方剂简述

乌 头 汤

药物组成：麻黄、芍药、黄芪、甘草（炙）各9克，川乌6克（㕮咀，以蜜400毫升，煎取200毫升，即出乌头）。

用法：上五味，㕮咀四味。以水600毫升，煮取200毫升，去滓，纳蜜煎中，更煎之，服140毫升，不知，尽服之。

主治：寒湿痹证，症见关节剧痛，不可屈伸，畏寒喜热，舌苔薄白，脉沉弦者。

临床运用：本方用于风湿性关节炎、类风湿关节炎、小儿风湿舞蹈病、坐骨神经痛、椎管狭窄、腰腿痛等属上述疾病者。有报道用本方加减治疗类风湿关节炎（痛重者加制草乌、干姜；肿著者加薏苡仁或防己；病久体虚者加黄芪）；加白术、威灵仙、桂枝、桑寄生等治疗坐骨神经痛；加鸡血藤、地龙、当归等治疗小儿风湿舞蹈病；加桂枝、豹皮樟等治疗风湿性关节炎，均取得明显的效果。此外，有人用本方治疗变应性败血症亦有疗效。有报道用本方加减治疗阴缩、眩晕、体质性低血压、腓肠肌痉挛、偏头痛、阳虚外感、牙痛、肠梗阻均有一定的疗效。

（三）与抵阳法相关的其他治疗

抵阳法为抵挡寒邪之意。

寒为阴邪，易伤阳气。如寒邪外束，卫阳受损出现恶寒，寒邪中里伤阳而出现各脏腑寒象、身寒肢冷、呕吐清水、下利清谷、小便清长、痰涎稀薄等。

寒性凝滞主痛。寒使机体气血凝滞、运行不畅，因而疼痛，如外感寒邪则周身疼痛，寒中胃肠则脘腹疼痛，侵犯骨节则骨节疼痛。

寒性收引。寒在皮毛腠理，则毛窍收缩、卫阳郁闭出现恶寒、无汗；寒客血脉则血脉收缩而显紧脉；寒在筋骨、经络则筋脉拘急、关节屈伸不利。

寒邪由表入里易于化热。寒邪使腠理闭塞，阳不能泻，阳气内闭而化热，或邪正相争，阳盛于外；或邪传阳明，入里化热。

风寒夹湿的腰椎间盘突出症、颈椎间盘突出症的外治法中，外敷药关节止痛散就通常用温阳散寒的中药抵阳助阳散寒。对于局部关节受寒引起的疼痛可以艾灸阿是穴及循经取穴治疗。对于寒邪中里伤阳出现的脏腑寒象、身寒肢冷、呕吐清水、下利清谷、小便清长、痰涎稀薄等症状，可以在用药的同时选取上脘、中脘、下脘、气海、关元、足三里、肾俞、命门等穴位进行艾灸，效果显著。

中医相似治疗

表恶寒者温之，内中者劫之。表证见伤寒例。

正治，主乎温散，桂枝、四逆辈。甚者，三建霹雳散。有卒中天地之寒，口伤生冷之物。

从治，热药加凉剂引之，或热药冷冻饮料。经曰从而逆之。

反攻，蜜煎乌头之类。

灸，阴寒及下陷脉绝者，宜灸之。

熨，寒郁作痛，灰包熨之。

补，气虚中寒，脉沉迟弱，于补中益气加桂，甚者加附子。

下，寒积怫郁作痛，桂枝大黄汤，逆而从之。

劫，寒气结搏，附子类。温热而不回者，用金液丹、二气丹，壮益阳气。

（四）与抵阳法相关的医案

例1

郭某，男，56岁。患者诉腰骶疼痛如掣，向下肢放射，不能直立步履已2个月，夜间疼痛尤剧，形寒肢麻，肢端不温，舌暗苔白，脉沉细。西医诊为坐骨神经痛。虽投温经散寒之品，疗效不著。

处方：川乌5克，麻黄10克，桂枝6克，白芍6克，当归10克，地龙10克，木瓜10克，甘草5克。6剂，水煎服。

二诊：患者诉腰痛大减，已能直立。遂守方加鸡血藤20克，又进6剂，疼痛缓解，已能独自行走（董建华医案）。

按语：治痹不效之因，大半是用药散而杂。辨证用药要按邪之偏盛，分别主次，突破重点。凡见疼痛较剧，遇寒更甚，局部不温，舌暗不红者，为寒盛。川乌为必用之品，配麻黄，其力更宏。此方从《金匮要略》乌头汤化裁而来。乌头除寒开痹，善入经络，配伍麻黄宣透皮毛腠理，一表一里，内外搜散，止痛甚捷；桂枝通阳，地龙活络，当归、白芍开血痹以通经脉，木瓜、甘草酸甘缓急。

例2

方某，女，22岁。1983年11月13日初诊。患者诉腰骶酸胀，牵及髋骨疼痛，阴雨天加剧，西医诊断为坐骨神经痛，治已经年，未见好转。追问病史，乃知得之于经期下冷水之后，切脉沉弦而紧意，拟乌头汤加减。

处方：制川乌 6 克，麻黄 3 克，白芍 20 克，生黄芪 15 克，甘草 15 克，蜂蜜 90 克，归尾 9 克，蕲蛇 10 克，冷水浸透，文火煎半小时，连煎 3 汁，混匀，分 3 次口服。服药 5 剂，疼痛减轻。

二诊：连续 20 剂后遂愈。至今未复发（陈永寿医案）。

（归纳整理：林　俊）

十九、坚阳法

《素问·脏气法时论》曰："辛散，酸收，甘缓，苦坚，咸软"，又曰："肾欲坚，急食苦以坚之，用苦补之，咸泻之"。肾脏是阳气的宅窟，肾气需要充足，特别是肾中阳气需要充实强健，才能达到阳秘乃固的目的。怎样才能充实强健肾中阳气呢？《黄帝内经》认为应当及时给患者服用苦味药来使之充实强健。因此，坚阳法应该是用苦味药达到充实强健阳气的目的。张仲景在《伤寒杂病论》中最喜欢用的苦味药是黄连、黄芩、知母、黄柏。如治疗下利的葛根芩连汤、白头翁汤，主用黄连、黄芩或黄柏清热燥湿，湿去热除则利止，利止阴存，阳气来复，阳气自然充实强健。苦味药能消除由于热邪或湿热引起的脏腑组织的软弱、胀满之病理变化，而使其坚实，从而恢复其原有的功能。脏腑组织的功能实质上就是阳气的功能，阳气的充实强健实质上又是脏腑组织功能活动的充实强健。阴阳互存互根，相互转化，存阴就是存阳，存阳实质上是为了更好地存阴。阳主阴从，阳用阴守，过去古人所说的苦能坚阴，不如用苦能坚阳来表达更为贴切。刘晓梅、包·照日格图、庄馨瑛等认为所谓坚阴即固守保存阴液之意，实指借助苦寒药物的清热泻火作用，泻火之亢，以全阴气，又称泻火存阴或泻火保阴。坚阳法用苦味药，在分析乌梅丸、麻黄升麻汤、干姜芩连人参汤、半夏泻心汤、黄土汤、桂枝芍药知母汤、附子泻心汤等方用黄芩、黄连、黄柏、知母时，用"坚阳"两字去诠释，用坚阳法去理解，则诸多疑惑就都解开了。

（一）坚阳法用药简述

坚阳法是用苦味药达到充实强健阳气的目的，代表药物是黄连、黄芩、知母、黄柏等。黄连味苦，性寒，归心、脾、胃、肝、胆、大肠经，具有清热燥湿、泻火解毒作用，用于治疗湿热痞满，呕吐吞酸，泻痢，黄疸，高热神昏，心火亢盛，心烦不寐，血热吐衄，目赤，牙痛，消渴，痈肿疔疮；外治湿疹，湿疮，耳道流脓。酒黄连善清上焦火热，用治目赤，口疮。姜黄连清胃和胃止呕，用治寒热互结，湿热中阻，痞满呕吐。萸黄连疏肝和胃止呕，用治肝胃不和，呕吐吞酸。黄连配黄芩、大黄等，能治湿热内蕴之证；湿热留恋肠胃者，常配合半夏、竹茹以止呕，配木香、黄芩、葛根等以治泻痢；对热病高热、心火亢盛有良好疗效，常配合山栀、连翘等同用；血热妄行者，可配伍黄芩、大黄等同用；热毒疮疡者，可配伍赤芍、丹皮等同用；用于胃火炽盛的中消证，可配合天花粉、知母、生地等同用。外用以黄连汁点眼，可治火盛目赤；涂口可治口舌生疮。

（二）坚阳法方剂简述

葛根芩连汤

药物组成：葛根、黄芩、黄连、甘草。本方证多由伤寒表证未解，邪陷阳明所致，治疗以解表清里为主。表证未解，里热已炽，故见身热口渴，胸闷烦热，口干作渴；里热上蒸于肺则作喘，外蒸于肌表则汗出；热邪内迫，大肠传导失司，故下利臭秽，肛门有灼热感；舌红苔黄，脉数皆为里热偏盛之象。方中葛根辛甘而凉，入脾胃经，既能解表退热，又能升脾胃清阳之气而治下利，故为君药。黄连、黄芩清热燥湿、厚肠止利，故为臣药；甘草甘缓和中，调和诸药，为佐使药。

白 头 翁 汤

药物组成：白头翁、黄连、黄柏、秦皮。方中以白头翁为君，清热解毒，凉血止痢。臣以黄连之苦寒，清热解毒，燥湿厚肠；黄柏泻下焦湿热，共奏燥湿止痢之效。秦皮苦涩性寒，收敛作用强，因本证有赤多白少，故用以止血，不仿芍药汤之大黄。四药并用，为治热毒血痢之良方。主治痢疾，热毒深陷血分，症见腹痛，便脓血，赤多白少，里急后重，肛门灼热，口渴欲饮，舌红苔黄，脉弦数。现除用于治疗细菌性痢疾、阿米巴肠病外，还加减用于慢性非特异性溃疡性结肠炎，鞭毛虫、滴虫引起的泻痢及慢性结肠炎等属于热毒深陷血分者。

（三）与坚阳法相关的其他治法

艾灸疗法：泄泻根据病程的长短可分为急性泄泻和慢性泄泻。急性泄泻，治疗以除湿导滞、通调腑气为主，多选取足阳明、足太阴经穴；慢性泄泻，治疗以健脾温肾，固本止泻，多选取任脉及足阳明、足太阴经穴。中医将泄泻分为寒湿泄泻、湿热泄泻、食滞肠胃、肝气乘脾、脾胃虚弱、肾阳虚衰六个证型，在辨证时当抓住各自的特点。寒湿泄泻及湿热泄泻多兼有表证；食滞肠胃之泄泻，以腹痛肠鸣、粪便臭如败卵、泻后痛减为特点；肝气乘脾之泄泻，以胸胁胀闷，嗳气食少，每因情志郁怒而增剧为特点；脾胃虚弱之泄泻，以大便时溏时泻，水谷不化，稍食油腻则大便次数增多，面黄肢倦为特点；肾阳虚衰之泄泻常在黎明之前，以腹痛肠鸣即泻、泻后则安、形寒肢冷、腰膝酸软为特点。其中寒湿泄泻、脾虚泄泻及肾虚泄泻用灸法效果较好。

（四）与坚阳法相关的医案

冯某，女，48岁。1987年10月15日初诊。患者自述近半年来时有面部及全身烘热，继而汗出热退如常人，每日发作数次，不分昼夜。因服知柏地黄丸，其热较前加重而来求治。来诊时正值发病，症见面红耳赤，头部汗出，口淡不渴，二便正常，月经先后无定期，肌肤微热，舌红苔黄腻，脉滑。其有嗜辛辣厚味习惯。此乃湿热内蕴、熏蒸头面肌表所致。

治当清热利湿，佐以凉血。

用葛根芩连汤加味：葛根 15 克，黄芩 10 克，黄连 10 克，甘草 6 克，紫草 10 克，蒲黄 10 克。3 剂，水煎服。二诊患者自述发热减轻，次数减少，继服 5 剂而愈。

清代名医陆九芝说本方"不专为下利设"。黄连、黄芩除了治利以外，还有泻火作用；葛根主治"身大热"，因此，对于一些非外感性的自觉发热也可使用本方。更年期综合征患者出现感觉发热、面红耳赤等"上火证"也可应用本方。

参 考 文 献

邓中甲，2003. 方剂学[M]. 北京：中国中医药出版社.

（归纳整理：周　鑫）

二十、抑　阳　法

　　人体的阳气仿佛是一个活生生的人，也有生长壮老和喜怒哀乐。正常的时候，他是护卫人体的卫士；异常的时候，就兴风作浪。譬如乌梅丸治疗蛔厥证，《伤寒论》"伤寒，脉微而厥，至七八日，肤冷，其人躁无暂安时者，此为脏厥，非蛔厥也。蛔厥者，其人当吐蛔。今病者静，而复时烦者，此为脏寒，蛔上入其膈，故烦，须臾复止，得食而呕又烦者，蛔闻食臭出，其人常自吐蛔。蛔厥者，乌梅丸主之，又主久利"，讲了蛔虫内扰导致一系列病变的证治。蛔虫内扰，首先扰乱的是人体的阳气运行，这时的阳气与阴气不相顺接，自然会出现手足厥冷，甚至冷汗淋漓；阳气脱离运行的轨道，兴风作浪，自然呕吐、心烦。出现蛔厥的患者，一般都因饮食不节，经常过食生冷油腻食物而致，其内部环境寒热错杂交织，阳气与邪气纷争。这个时候的治疗必须是有寒治寒，有热治热，有虚补虚，有虫杀虫。所以乌梅丸中干姜、细辛、附子、桂枝散寒，黄连、黄柏清热，蜀椒杀虫，人参、当归补虚，共奏安蛔止厥之功。问题是乌梅这个主药怎么解释？自《本草纲目》述"虫得酸即止"后，几乎千篇一律释蛔得酸即伏，用乌梅即取其酸之意。如果是这样，那为什么不用醋呢？用醋多方便啊！其实多数人忽略了乌梅的主要作用，乌梅本质上就是一个生津药，古有"望梅止渴"之说，乌梅色黑、味酸、性温，滋生阴津，阴能维阳，阴能系阳，阴能配阳，从而在本质上抑制住了阳气的扩张。乌梅性温，又不伤阳。所以张仲景的乌梅丸，是一个典型的抑阳法。又如乌梅主治下利日久，下利久的患者，多心情烦乱、气短汗出、腹部隐痛、坐卧不安，甚至失眠，出现一系列虚阳作祟的症状，此时主用乌梅，同样是抑制阳气作用。其机制仍是从滋生阴津入手，达到抑高扶低的目的。抑高者，即抑制显现于外的阳气虚涨的局面；扶低者，即扶助脱失的阴液。乌梅本身并没有安蛔的作用，中医是讲究治病求本的，蛔厥久利的患者出现寒热错杂、虚实互见、阳气虚涨的证型，用乌梅丸寒温并用，补虚攻实，方中乌梅滋阴配阳，抑制住虚阳上涨局面，从而调整了人体内环境，自然蛔厥久利并除了。

　　蛔厥证与现代医学所说的胆道蛔虫病颇类似，二十世纪八九十年代还很多见，但随着现代生活水平的提高，卫生条件的改善，特别是种地已经很少用农家肥了，感染蛔虫的概率越来越低，这个病已经少见了。胆道蛔虫病多急性发病，来势急，病势猛，特别是蛔虫嵌顿在胆道，体内阳气如洪水泛滥一样暴涨，气机严重紊乱，容不得医者去疏去通去调，此时此刻最好的办法就是抑制，乌梅抑阳则是当时历史条件下的最佳选择。

　　人体阳气的特点，决定了阳气宜疏不宜抑、宜增不宜减、宜强不宜弱、宜温不宜寒。抑阳法的提出是由历史条件决定的。之所以还要用篇幅去论述，一是还中医本来历史面目；二是乌梅丸这个经典古方可以治疗许多现代疑难杂症，如慢性结肠炎、糖尿病、不完全性肠梗阻、胃溃疡、十二指肠球部溃疡、白塞综合征、神经衰弱、消化不良等，临床上只要辨证为寒热错杂、虚实相间，不能确定是什么单一证型的，投以乌梅丸一治，临床疗效均是十分满意的，说明抑阳法在现代临床上还是很有实用价值的。

中医讲究治病求本，但是如果连方义的理解都有失偏颇，那么又怎么能很好地运用呢？我们以前对很多东西的理解都偏掉了，很多理论都是浮在表面。中医的精髓不是形式，而是中医理论指导思想，这个是我们的魂。变化的是形式，不变的是元神。

（一）抑阳法用药简述

乌　梅

乌梅为蔷薇科植物梅的干燥近成熟果实。我国各地均有栽培，以长江流域以南各省最多。味酸、涩，性平，具有敛肺、涩肠、生津、安蛔之功效。其常用于治疗肺虚久咳，久泻久痢，虚热消渴，蛔厥呕吐腹痛等。

乌梅抑制阳气的作用，还可以从生活中得到佐证。很多人小时候吃多了乌梅都有过腹痛的经历，所以大人经常不允许小孩多吃。腹痛就是因为乌梅抑制了阳气功能，产生一过性的内寒，寒性收引导致的。此时只要揉腹，休息片刻，有条件的再行艾灸，大多可以马上缓解。

抑阳法之乌梅与敛阳法之芍药、五味子不同，乌梅抑阳属专攻，利用其独有的酸味滋生阴津以抑高扶低；芍药属微酸带淡偏苦，五味子更是五味杂陈，主要是兼制药物的偏性，防止温燥药物耗气伤阳，同时还有其他多向调节作用。所以乌梅专攻抑阳，是方中主药；芍药、五味子兼顾敛阳，为方中辅药。乌梅抑阳法是主动工作；芍药、五味子敛阳法是兼顾工作。一主一辅、一动一静，两法区别井然。

乌梅丸的释义，从抑阳法角度解释，比课本上更贴切。记得读书时看到课本解释此方中乌梅一味的功用，也是取其酸，得以伏蛔，然后借蜀椒之力杀之。当时有两个疑问：第一，胃液本身呈酸性，为何胃液之酸性不能伏蛔，乌梅之酸性就能呢？第二，蜀椒本为辛烈走窜之品，难道其杀虫时还要借乌梅将蛔虫按住，才能杀死吗？蛔厥证的元凶是蛔虫，为何不用杀虫的第一功臣蜀椒来命名为蜀椒丸？实则乌梅抑高扶低，既抑制了脱离轨道的阳气，使其不得兴风作浪；又扶持了虚损的阴液，补虚攻实，这个作用才是不可替代的。所以从抑阳法解释其方义，不仅拓宽了乌梅丸的临床应用，而且此方命名为乌梅丸才名副其实。

（二）抑阳法方剂简述

乌　梅　丸

药物组成为乌梅、细辛、干姜、黄连、当归、附子、蜀椒、桂枝、人参、黄柏。上十味，各捣筛，混合和匀；以苦酒渍乌梅一宿，去核，蒸于米饭下，饭熟捣成泥，和药令相得，纳臼中，予蜜杵两千下，丸如梧桐子大。空腹时饮服 10 丸，一日 3 次，稍加至 20 丸。

乌梅丸具有安蛔止痛之功，主治腹痛，时发时止，心烦呕吐，食入吐蛔，手足厥冷；

或久痢，久泻。本方所治蛔厥，是因胃热肠寒、蛔动不安所致。蛔虫得酸则静，得辛则伏，得苦则下，故方中重用乌梅味酸之品以安蛔，配细辛、干姜、桂枝、附子、蜀椒辛热之品以温脏驱蛔，黄连、黄柏苦寒之品以清热下蛔，更以人参、当归补气养血，以顾正气之不足。全方合用，具有温脏安蛔、寒热并治、邪正兼顾之功。柯韵伯指出"看厥阴诸症与本方相符，下之利不止，与'又主久利'句合，则乌梅丸为厥阴主方，非只为蛔厥之剂矣"，又指出"仲景此方，本为厥阴诸症立法，叔和编于吐蛔条下，令人不知有厥阴之主方，观其用药与诸症符合，岂只吐蛔一症耶？"其后《医宗金鉴》、章虚谷等皆强调乌梅丸为厥阴正治之主方，是符合乌梅丸组方精神与临床实际的。本方重用乌梅，既能滋肝，又能泻肝，酸与甘合则滋阴，酸与苦合则泻热，刚柔并用，为"治厥阴、防少阳、护阳明之全剂"。

（三）与抑阳法相关的其他治疗

现代乌梅丸常用于治疗胆道蛔虫病、慢性细菌性痢疾、慢性胃肠炎、结肠炎、糖尿病、痛经等证属寒热错杂、气血虚弱者。

肠神经症：轻者多为胆胃不和，可用四逆散加味治之；重者多迁延日久，由气及血，由实见虚，由腑入脏，虚实错杂，气血两伤，肝脾不调，土虚木克，投乌梅汤屡见奇效。

糖尿病：乌梅丸有清上温下之功，调和寒热之能。用之，俾上热得清，津液不耗；下寒得温，阳气乃复，使津液蒸腾以上润。且方中乌梅酸甘化阴，能生津止渴，配人参则益气生津，故治厥阴消渴能迅速奏效。

痛经：凡阴道少腹牵引疼痛者，其病与厥阴关系最为密切。因足厥阴之脉循股阴，入毛中，过阴器，抵小腹。若肝郁血虚者，选用逍遥散；血虚寒闭者，选用当归四逆汤，用之可有效；而对寒热错杂、气血失和者，选用乌梅丸则有较好疗效。

（四）与抑阳法相关的医案

例1

顾氏，右脉空大，左脉小芤，寒热麻痹，腰痛冷汗。平素积劳内虚，秋暑客邪，遂干脏阴，致神迷心热烦躁。刮痧似乎略爽，病不肯解。此非经络间病，颇虑热深劫阴，而为痉厥。张司农集诸贤论暑病，谓入肝则麻痹，入肾为消渴，此其明征。议清阴分之邪，仍以养正辅之。方予阿胶、小生地、麦冬、人参、小川连、乌梅肉（叶天士医案）。

按语：本案温病暑热伤阴，邪入少阳、厥阴，必伤真阴，改用阿胶、小生地、麦冬滋肝肾，合乌梅肉酸甘敛阴。暑伤元气，心气亦虚，故仍留用人参补益元气。全方上清心营暑热，下补肝肾真阴，兼益元气，乌梅丸化裁之妙由此可见一斑。

例2

冀某，女，54岁。1993年9月17日初诊。患者寒热往来5年余。昼则如冰水浸泡，心中冷，寒慄不能禁（肝寒）；夜则周身如焚，虽隆冬亦必裸卧，盗汗如洗（胆热）。情志稍有不遂，则心下起包块如球，痞塞不通，胸中憋闷，头痛，左胁下及背痛。能食，便可。

年初经绝。脉沉弦、寸滑。曾住院 11 次，或诊为更年期综合征，或诊为内分泌失调，或诊为自主神经功能紊乱、神经症等。曾服中药数百剂，罔效。此寒热错杂，厥气上冲，乃乌梅丸证。方予乌梅丸，2 剂寒热除，汗顿止，心下痞结大减，4 剂而愈。5 年后得知生活正常，未再发作（李士懋医案）。

参 考 文 献

郝万山，2008. 郝万山伤寒论讲稿[M]. 北京：人民卫生出版社：1-326.
李士懋，田淑霄，2009. 中医临证一得集[M]. 北京：人民卫生出版社：56-58.
王付，2018. 乌梅丸方证探析与临证实践[J]. 中医药通报，17（2）：9-12.
叶天士，2011. 临证指南医案[M]. 北京：中国医药科技出版社：18-60.

（归纳整理：彭　博）

二十一、潜 阳 法

祝味菊在《伤寒质难》中说："故善养阳者多寿，好戕阳者多夭。阳常不足，阴常有余……所以然者，阳能生阴也，是故阴津之盈缩，阳气实左右之。及其既病，则当首重阳用，阳衰一分，则病进一分，正旺一分，则邪却一分，此必然之理也。医家当以保护阳气为本。"由此可知阳常不足、阴常有余是人的正常生理状态。护阳就是保护人的生命运动。阳气的运动是有规律和形式的，阳气升降浮沉，秋收冬藏，昼出夜伏，龙潜肾命，雷归肝窟。若阳气浮越，上扰心神，下不秘固，龙雷之火游荡不归，形成无根之火、无元之气，不能生化阴液和温暖肾水，势必造成虚阳上浮，形成残阳作祟状态。此时秘固阳气最好的方法就是潜阳。

《伤寒论》有三方，"烦惊"用柴胡加龙骨牡蛎汤，"惊狂"用桂枝去芍药加蜀漆牡蛎龙骨救逆汤，"烦躁"用桂枝甘草龙骨牡蛎汤。《金匮要略》有一方，即"失精家"用桂枝加龙骨牡蛎汤。至于《金匮要略》附方天雄散、风引汤、蜀漆散系后世所列，其意与仲景相同，不另作赘述。由此可知，张仲景潜阳法的主药体现在龙骨、牡蛎上，两药相合，有调和摄纳残阳、潜镇感召上浮之虚阳的作用，可恢复阳气的正常运行，使龙潜大海，雷归肝窟，阴平阳秘，自然和谐。心神扰乱病症用龙骨、牡蛎，其作用好理解，一句"潜阳安神"，即可为大家接受。龙骨、牡蛎治疗"失精家"，即男子失精、女子梦交，其作用理解则需要费一番心思。我以为有两个医家的解释比较到位，摘录如下，以供参考。

徐忠可云："桂枝汤外证得之能解肌去邪气，内证得之能补虚调阴阳。加龙骨牡蛎者，以失精梦交为神精间病，非此不足以收敛其浮越也"。

邹澍云："龙骨牡蛎同用，也是治痰之神品，若只认为二药性涩收敛，还很不全面，因为治痰作用主要在其有引逆上之火及泛滥之水归宅的妙用。"

（一）潜阳法用药简述

龙 骨

龙骨为古代大型哺乳类动物象类、三趾马类、犀类、鹿类、牛类等骨骼的化石。主产于山西、内蒙古、河南、河北、陕西、甘肃等地。其具有镇惊安神、平肝潜阳、收敛固涩的功效。湿热积滞者不宜使用。治疗心神不宁，心悸失眠，惊痫癫狂；肝阳眩晕；滑脱诸证。

《神农本草经》曰："味甘，平，主治……咳逆，泻痢脓血，女子漏下，癥瘕坚结，小儿热气，惊痫。龙齿主小儿大人惊痫，癫疾，狂走。"

《本草择要纲目》曰："益肾镇惊，止阴疟，收湿气……生肌敛疮。"

《本草从新》曰："甘涩平……能收敛浮越之正气，涩肠，益肾，安魂镇惊，辟邪解毒，治多梦纷纭、惊痫、疟、痢、吐衄崩带、滑精、脱肛、大小肠利。固精、止汗、定喘、敛疮，皆涩以止脱之义。"

龙骨主要含碳酸钙、磷酸钙，尚含铁、钾、钠、氯、铜、锰、硫酸根等。实验证明，龙骨水煎剂对小鼠的自主活动有明显抑制作用，能明显增加巴比妥钠组小鼠的入睡率。龙骨具有抗惊厥作用，该作用与铜、锰元素含量有关；所含钙离子能促进血液凝固，降低血管壁通透性，并可降低骨骼肌的兴奋性。

牡　蛎

牡蛎为牡蛎科动物长牡蛎、大连湾牡蛎或近江牡蛎的贝壳。我国沿海一带均有分布。生用或煅用，用时打碎。其具有重镇安神、潜阳补阴、软坚散结的功效。治疗心神不安，惊悸失眠；肝阳上亢，头晕目眩；痰核，瘰疬，瘿瘤，癥瘕积聚；滑脱诸证。龙骨与牡蛎均有重镇安神、平肝潜阳、收敛固涩作用，均可用于治疗心神不安、惊悸失眠、阴虚阳亢、头晕目眩及各种滑脱证。然龙骨长于镇惊安神，且收敛固涩力优于牡蛎；牡蛎平肝潜阳功效显著，又有软坚散结之功。

《神农本草经》曰："惊恚怒气，除拘缓，鼠瘘，女子带下赤白。"

《海药本草》曰："主男子遗精，虚劳乏损，补肾正气，止盗汗，去烦热，治伤阴热疾，能补养安神，治孩子惊痫。"

《本草从新》曰："咸以软坚化痰，消瘰疬结核，老血瘕疝。涩以收脱，治遗精崩带，止嗽敛汗，固大小肠。"

牡蛎的化学成分：本品含碳酸钙、磷酸钙及硫酸钙，并含铜、铁、锌、锰、锶、铬等微量元素及多种氨基酸。

牡蛎的药理作用：牡蛎粉末动物实验有镇静、抗惊厥作用，并有明显的镇痛作用；煅牡蛎有抗实验性胃溃疡作用；牡蛎多糖具有降血脂、抗凝血、抗血栓等作用。

（二）潜阳法方剂简述

柴胡加龙骨牡蛎汤

药物组成：柴胡 12 克，龙骨、黄芩、生姜、铅丹、人参、桂枝（去皮）、茯苓各 4.5 克，半夏 6 克（洗），大黄 6 克（切），牡蛎 4.5 克（熬），大枣 6 枚（擘）。主治伤寒往来寒热，胸胁苦满，烦躁惊狂不安，时有谵语，身重难以转侧。方中柴胡、桂枝、黄芩和里解外，以治寒热往来、身重；龙骨、牡蛎、铅丹重镇安神，以治烦躁惊狂；半夏、生姜和胃降逆；大黄泻里热，和胃气；茯苓安心神，利小便；人参、大枣益气养营，扶正祛邪。全方共成和解清热、镇惊安神之功。《伤寒论》曰："伤寒八九日，下之胸满烦惊，小便不利，谵语，一身尽重，不可转侧者，柴胡加龙骨牡蛎汤主之。"

桂枝去芍药加蜀漆牡蛎龙骨救逆汤

药物组成：桂枝 9 克（去皮），甘草 6 克（炙），生姜 9 克（切），大枣 12 枚（擘），牡蛎15克（熬），蜀漆9克（去腥），龙骨12克。其具有镇惊安神的功效；用于治疗伤寒脉浮，误用火迫发汗，以致心阳外亡，惊悸发狂，卧起不安者。经云："伤寒脉浮，医以火迫劫之，亡阳，必惊狂，卧起不安者，此方主之。按亡阳有二义，发汗过多，厥逆，筋惕肉瞤而亡阳者，乃亡阴中之阳，故用真武辈以救之，此以火劫致变，惊狂卧起不安而亡阳者，乃亡阳中之阳，故无藉于芍药敛阴，而当加重镇入心之品，以急挽飞越之阳神也。此证稍缓须臾，神丹莫挽，故重加救逆二字。"喻嘉言曰："桂枝汤除去芍药，非恶其酸收也。盖阳神散乱，当求之于阳，桂枝汤，阳药也，然必去芍药之阴重，始得疾趋以达于阳位，既达阳位矣，其神之惊狂者，漫难安定，更加蜀漆为之主统，则神可赖之以安矣，缘蜀漆之性最急，丹溪谓其能飞补是也。更加龙骨、牡蛎，有形之骨属，为之舟楫，以载神而反其宅，亦于重以镇怯，涩以固脱之外，行其妙用。"

《注解伤寒论》曰："与桂枝汤，解未尽表邪；去芍药，以芍药益阴，非亡阳所宜也；火邪错逆，加蜀漆之辛以散之；阳气亡脱，加龙骨、牡蛎之涩以固之。《本草》云：涩可去脱。龙骨、牡蛎之属是也。"

《伤寒贯珠集》曰："被火者，动其神则惊狂，起卧不安，故当用龙、蛎；其去芍药者，盖欲以甘草急复心阳，而不须酸味更益营气也。与发汗后，其人叉手自冒心，心下悸，欲得按者，用桂枝甘草汤同意。蜀漆，即常山苗，味辛，能去胸中邪结气。此证火气内迫心包，故须之以逐邪而安正耳。"

桂枝甘草龙骨牡蛎汤

药物组成：桂枝6克，甘草12克，牡蛎12克，龙骨12克。其具有安神救逆、潜阳、镇惊、补心、摄精的功效。主治火逆下之，因热致烦躁，失眠，遗精，阳痿者。

《注解伤寒论》曰："辛甘发散，桂枝、甘草之辛甘，以发散经中之火邪；涩可去脱，龙骨、牡蛎之涩，以收敛浮越之正气。"

《伤寒贯珠集》曰："桂枝、甘草，以复心阳之气；牡蛎、龙骨，以安烦乱之神。"

《绛雪园古方选注》曰："桂枝、甘草、龙骨、牡蛎，其义取重于龙、牡之固涩。仍标之曰桂、甘者，盖阴钝之药，不佐阳药不灵。故龙骨、牡蛎之纯阴，必须藉桂枝、甘草之清阳，然后能飞引入经，收敛浮越之火，镇固亡阳之机。"

桂枝加龙骨牡蛎汤

药物组成：桂枝、芍药、生姜各9克，甘草6克，大枣12枚，龙骨、牡蛎各9克。其具有平补阴阳、潜镇固摄的功效。治虚劳阴阳两虚，夜梦遗精，少腹弦急，阴头寒，目眩发落，脉象极虚芤迟，或芤动微紧；亦治下焦虚寒，少腹拘急，脐下动悸之遗尿。

《医门法律》曰："用桂枝汤调其荣卫羁迟，脉道虚衰，加龙骨、牡蛎，涩止其清谷、亡血、失精。一方而两扼其要，诚足宝也。"

《金匮要略论注》曰："桂枝、芍药通阳固阴；甘草、姜、枣和中、上焦之营卫，使阳能生阴，而以安肾宁心之龙骨、牡蛎为补阴之主。"

《医方集解》曰："桂枝、生姜之辛以润之，甘草、大枣之甘以补之，芍药之酸以收之，龙骨、牡蛎之涩以固之。"

（三）与潜阳法相关的其他治疗

"失精家"是指经常梦遗、滑精的患者。《金匮要略》曰："夫失精家，少腹弦急，阴头寒，目眩发落，脉极虚芤迟，为清谷亡血失精。"针灸治疗：梦遗者取心俞、肾俞、关元、志室、神门、内关等穴。头昏加百会；多梦加厉兑。滑精者取气海、三阴交、肾俞、志室、太溪、足三里等穴。自汗加阴郄；少气加灸肺俞。

（四）与潜阳法相关的医案

例1

殷某，女，28岁。患者心悸善惊，稍劳则惕惕而动，并喜手按其胸，时有虚烦，已2年之久。近一年来上症增重，日轻夜重，睡眠后惊悸而醒。神志痴呆，记忆力锐减，失眠，自汗，胃纳不佳，手足易冷。曾多次用西药调治及服用中药安神养血之品不效。就诊时病情日渐加重，且常恐惧不安，天黑后一人不敢外出，在室中常幻听有人呼唤她的名字，如无人伴随时呼唤之声越来越大，惊惕更甚，以致每晚不敢独自在家。诊脉细而弱。考虑为心阳虚衰所致，给予桂枝甘草龙骨牡蛎汤2剂。

服后自觉心悸善惊大有好转。又连服5剂，诸证悉愈。后宗此方配制丸药服1个月之久，以后概未复发。

例2

曹某，男，20岁。由手淫引起梦遗一年多，起初3～5日遗精1次，以后发展到每日遗精，虽服过不少的滋补固涩药品，效果不佳。伴有头晕眼花，心悸失眠，精神不振，潮热，自汗盗汗，面色㿠白，肌肉消瘦，腰腿疼困，乏力等症，脉细缓无力，舌光无苔。予以桂枝甘草龙骨牡蛎汤为主加减出入，日服1剂，共治疗不到2个月，诸症悉愈。观察2年，并未复发。

例3

石某，男，45岁。患失眠10余年，逐渐加重。近一年来，有时几乎通宵不寐，时觉虚烦不安。虽累用安眠、镇惊之中西药，疗效不显，时好时坏，伴有头晕、心悸、耳鸣、易汗、手足不温等症；胃纳尚可，不欲饮水，小便清长，大便稀薄；脉沉迟无力，舌淡，舌胖有齿痕。以桂枝甘草龙骨牡蛎汤加茯苓等，服十三四剂后，睡眠基本正常，以后虽有反复，但症状轻微不足为害。又以此方剂制成丸药，常服以巩固疗效。

例4

高某，女，34岁。入夜每与人交，天明始去，已4～5年，误为"狐仙"，羞愧难言。初则不以为然，久则心悸胆怯，延期失治，病情日重，避卧于邻家，仍纠缠不散。形体消瘦，困倦乏力，少气懒言，头晕眼花，腰膝酸软，带多清稀，舌质淡红，苔薄白，脉细弱。系阴阳两亏，心肾不交，属梦交症。拟用桂枝加龙骨牡蛎汤：桂枝18克，白芍、龙骨各20克，甘草、生姜各9克，生牡蛎30克，红枣7枚。5剂后，诸症消除，予归脾丸巩固疗效。随访1年未复发。

参 考 文 献

李克光，1989. 金匮要略讲义[M]. 上海：上海科学技术出版社：21-272.

李培生，刘渡舟，1985. 伤寒论讲义[M]. 上海：上海科学技术出版社：1-22.

徐大椿，1988. 兰台轨范[M]. 北京：人民卫生出版社：1-284.

祝味菊，2011. 伤寒质难[M]. 北京：世图音像电子出版社：50-168.

邹澍，2013. 本经疏证[M]. 北京：中国医药科技出版社：140-156.

（归纳整理：刘　芳）

二十二、敛 阳 法

敛阳法针对的阳气病变是阳气不固。

《素问·至真要大论》曰："散者收之。"散是不固不收的症候群，收是收敛固涩的作用。临床上有很多阳气不固的病症，譬如自汗出、失血、下利、遗精、易于感冒等，其治疗只需审证求因，采取温阳、补气、强肾等治疗方法自可收效。敛法一般都不单独使用，在内科杂病治疗中，敛法使用不当最易碍邪，得不偿失。敛阳法在张仲景方中主要用于药物配伍，防止辛温过燥药品再度耗伤阳气。如治疗寒饮，心下有水气，咳逆倚息不得卧的小青龙汤，以及治疗服用小青龙汤出现变证的桂苓五味甘草汤中用五味子，难道不怕其碍邪吗？这里五味子的使用，其实就是怕麻黄、桂枝、细辛、半夏等辛散峻烈之药再度耗伤阳气，通过五味子的酸收来敛固阳气，属于典型的敛阳法案例。其他如真武汤、附子汤中用芍药，其理相同。所以说张仲景重视人体阳气，强调有阳气则生，无阳气则亡，留得一分阳气，便有一分生机。通过仲景配方时时刻刻顾护阳气，便知其要言不虚，实实在在。

前述芍药通血脉，又有柔肝敛阴作用，正合肝体阴而用阳之特性。所以芍药在此不但敛阳，还助疏泄而利水。一药多用，双向调节，这本就是中医药的独门绝技。

（一）敛阳法用药简述

五 味 子

五味子为木兰科植物五味子或华中五味子的成熟果实。前者习称北五味子，主产于东北；后者习称南五味子，主产于西南及长江流域以南各地。其具有收敛固涩、益气生津、补肾宁心的功效。治疗久咳虚喘；自汗，盗汗；遗精，滑精；久泻不止；津伤口渴；心悸，失眠，多梦。凡表邪未解，内有实热，咳嗽初起，麻疹初期者，均不宜用。

《神农本草经》曰："主益气，咳逆上气，劳伤羸瘦，补不足，强阴，益男子精。"

《本草备要》曰："性温，五味俱备，酸咸为多，故专收敛肺气而滋肾水，益气生津，补虚明目，强阴涩精，退热敛汗，止呕住泻，宁嗽定喘，除烦渴。"

《医林纂要探源》曰："宁神，除烦渴，止吐衄，安梦寐。"

五味子的化学成分：北五味子主含挥发油、有机酸、鞣质、维生素、糖及树脂等。其种子挥发油中的主要成分为五味子素。

五味子的药理作用：本品对神经系统各级中枢均有兴奋作用，对大脑皮质的兴奋和抑制过程均有影响，使之趋于平衡。对呼吸系统有兴奋作用，有镇咳和祛痰作用。能降低血压。能利胆，降低血清转氨酶，对肝细胞有保护作用。有与人参相似的适应原样作用，能增强机体对非特异性刺激的防御能力。能增强细胞免疫功能，使脑、肝、脾超氧化物歧化酶活性明显增强，故具有提高免疫功能、抗氧化、抗衰老作用。对金黄色葡萄球菌、肺炎杆菌、沙门氏菌、绿脓杆菌等均有抑制作用。

白　芍

　　白芍为毛茛科植物芍药的根。主产于浙江、安徽、四川等地。其具有养血敛阴、柔肝止痛、平抑肝阳的功效；用于治疗肝血亏虚及血虚月经不调，肝脾不和之胸胁脘腹疼痛或四肢挛急疼痛，肝阳上亢之头痛眩晕。白芍与赤芍《神农本草经》不分，通称芍药，唐末宋初始将两者区分。两者虽同出一物而性微寒，但前人谓"白补赤泻，白收赤散"，一语而道破二者的主要区别。一般认为，在功效方面，白芍长于养血调经，敛阴止汗，平抑肝阳；赤芍则长于清热凉血，活血散瘀，清泻肝火。在应用方面，白芍主治血虚阴亏，肝阳偏亢诸症；赤芍主治血热、血瘀、肝火所致诸症。白芍、赤芍皆能止痛，均可用治疼痛的病症。白芍长于养血柔肝，缓急止痛，主治肝阴不足、血虚肝旺、肝气不舒所致的胁肋疼痛、脘腹四肢拘挛作痛；赤芍则长于活血祛瘀止痛，主治血滞诸痛症，因能清热凉血，故血热瘀滞者尤为适宜。阳衰虚寒之证不宜用。反藜芦。

　　《神农本草经》曰："主治邪气腹痛……止痛，利小便，益气。"

　　《本草求真》曰："赤芍与白芍主治略同，但白则有敛阴益营之力，赤则止有散邪行血之意；白则能于土中泻木，赤则能于血中活滞。"

　　白芍的化学成分：白芍含有芍药苷、牡丹酚、芍药花苷，还含芍药内酯、苯甲酸等。此外，还含挥发油、脂肪油、树脂糖、淀粉、黏液质、蛋白质和三萜类成分。

　　白芍的药理作用：白芍水煎剂给小鼠喂饲腹腔巨噬百分率和吞噬指数均较对照组有明显提高。白芍能促进小鼠腹腔巨噬细胞的吞噬功能。白芍水煎剂可拮抗环磷酰胺对小鼠外周 T 淋巴细胞的抑制作用，使之恢复正常水平，表明白芍可使处于低下状态的细胞免疫功能恢复正常。白芍提取物对大鼠蛋清性急性炎症水肿有明显抑制作用，对棉球肉芽肿有抑制增生作用。白芍对醋酸引起的扭体反应有明显的镇痛效果，与甘草的甲醇复合物合用，二者对醋酸扭体反应有协同镇痛作用。芍药中的主要成分芍药苷具有较好的解痉作用。

（二）敛阳法方剂简述

小 青 龙 汤

　　药物组成：麻黄 9 克（去节），芍药 9 克，细辛 3 克，干姜 3 克，甘草 6 克（炙），桂枝 6 克（去皮），五味子 3 克，半夏 9 克（洗）。功效：解表蠲饮，止咳平喘。治风寒客表，水饮内停，恶寒发热，无汗，咳喘，痰多而稀，舌苔白滑，脉浮；溢饮，身体重痛，肌肤悉肿。方中麻黄、桂枝相须为君，发汗散寒以解表邪，且麻黄又能宣发肺气而平喘咳，桂枝化气行水以利里饮之化。干姜、细辛为臣，温肺化饮，兼助麻、桂解表祛邪。然而素有痰饮，脾肺本虚，若纯用辛温发散，恐耗伤肺气，故佐以五味子敛肺止咳，芍药和养营血，二药与辛散之品相配，一散一收，既可增强止咳平喘之功，又可制约诸药辛散温燥太过之弊；半夏燥湿化痰，和胃降逆，亦为佐药。甘草兼为佐使之药，既可益气和中，又能调和辛散酸收之品。

桂苓五味甘草汤

药物组成：茯苓四两，桂枝四两（去皮），甘草三两（炙），五味子半升。主治：青龙汤下已，多唾口燥，寸脉沉，尺脉微，手足厥逆，气从小腹上冲胸咽，手足痹，其面翕热如醉状，因复下流阴股，小便难，时复冒者。忌海藻、菘菜、生葱。

《金匮要略心典》曰："服青龙已，冲气不归，而仍上逆也。茯苓、桂枝，能抑冲气，使之下行；然逆气非敛不降，放以五味之酸敛其气；土厚则阴火自伏，故以甘草之甘补其中也。"

（三）与敛阳法相关的其他治疗

自汗患者日间汗出，活动尤甚，兼见畏寒、神疲乏力等症，属阳虚。因阳虚（卫阳不足）不能固密肌表，玄府不密，津液外泄，故自汗出。活动时机体阳气敷张，津随阳敷外泄，故出汗更为明显。针灸治疗：针刺气海、关元、厥阴俞、肾俞、足三里、三阴交等穴，灸气海、关元、阴郄、肾俞等穴。

（四）与敛阳法相关的医案

宋姓妇人，平时常患口燥，所服方剂大率不外乎生地、石斛、麦冬、玉竹、知母、花粉、西洋参之类。见其咳吐涎沫，脉弦而体肥，决为痰饮。

投以苓桂味甘汤，服后终日不曾饮水，略无所苦，乃知仲师渴反止为支饮之说，信而有征也（曹颖甫医案）。

参 考 文 献

程士德，孟景春，1988. 内经讲义[M]. 上海：上海科学技术出版社：10-54.

（归纳整理：彭　科）

二十三、平　阳　法

平，和平的平，意指不倾斜，无凹凸，像静止的水面一样。均等、安静、和好、一般的、普通的，都可以用平字表述。治理、镇压、抑制（怒气）等，也可以用平字表述。至于和好，更可以用平字表述。古人很喜欢用平字，如《诗经》中说"终和且平""土治曰平，水治曰清"。《素问·平人气象论》记载"平人者，不病也"。这里指的是平阳法，用平和的方法平定阳气的紊乱。

《伤寒杂病论》中有一个病，表现为气上冲，称为奔豚气。按照正治法，则重镇潜逆为第一治法。但是伤寒中的奔豚气病多由于过于发汗或火攻，以致受惊吓，惊则气乱，过汗过火则伤阳，阳气已不循常道运行，形成了冲逆之势，而用重镇潜逆之药必然是竭泽而渔，更伤阳气，不符合中医治病必求于本的原则。《金匮要略》防己黄芪汤的加减法中，张仲景云"气上冲者加桂枝三分"，阐明了桂枝有平降阳气冲逆的功能，是平阳法的主药。桂苓五味甘草汤、桂枝加桂汤、苓桂甘枣汤等，均用桂枝助阳气的同时以平阳气的冲逆。

至于张仲景奔豚汤不用桂枝平阳降冲逆，是因为奔豚汤证已经有明显的阳气化热化火征象，此时再用桂枝平阳，无异于火上浇油，一误再误。

桂枝平阳，不同于前面所述的桂枝和阳，平阳法中用桂枝须加重剂量，如桂枝加桂汤即是此意。桂枝的剂量不同，才彰显了什么时候是用在平阳，什么时候是用在和阳。就像一个人说话，同样的话，语气、表情不同，代表的意思就有不同。

奔豚气病现代多见于输卵管结扎术后，二十世纪九十年代初，我碰到过数例术后患者，表现为气从少腹直冲咽喉，用桂枝加桂汤，服用 1 周均可痊愈。近年来我也常遇到类似患者，到处诊治，又查不出什么毛病，自己吓自己，我采用桂枝加桂汤平阳，都取得满意效果。此外，耿琦、崔晨等认为奔豚气病的病机是气机逆乱，多因心、肝、肾的功能失调，阴阳不和所致。临床上奔豚气病可见于心脏疾病如冠心病、心绞痛及高血压、浅表性胃炎、更年期综合征、神经症等。

气上冲逆，平阳法比降逆法好，好在哪里？好在不用大动干戈，几味平淡无奇的药，于不知不觉中就将阳气平定工作和善后建设工作一起完成了。真要用重镇潜逆之药，仅善后用健脾和胃之药调理，恐怕都要费一番周折。平阳法与重镇潜逆法平定阳气之逆，孰优孰劣，一目了然。后世的平阳法多用凉药，如钩藤、菊花、夏枯草之属，仲师平阳，独用热药之桂，其疗效之稳定，用药之精准，是没用经方的人体会不到的。

火神派能应运而生，在现代国民体质普遍偏阳虚偏寒湿的背景下，是有其时代背景和确切的疗效做后盾的。

（一）平阳法用药简述

桂　枝

桂枝为樟科植物肉桂的干燥嫩枝，主产于广东、广西及云南省，生用。其味辛、甘，性温，归心、肺、膀胱经；有发汗解肌、温通经脉、助阳化气的功效；用于风寒感冒；寒凝血滞诸痛证；痰饮，蓄水证；心悸，奔豚。本品辛温助热，易伤阴动血，凡外感热病，阴虚火旺、血热妄行等证，均当忌用。孕妇及月经过多者慎用。

《医学启源》曰："去伤风头痛，开腠理，解表，去皮风湿。"

《本草经疏》："实表祛邪。主利肝肺气，头痛，风痹骨节挛痛。"

《药品化义》云："专行上部肩臂，能领药至痛处，以除肢节间痰凝血滞。"

《本草备要》云："温经通脉，发汗解肌。"

《本草再新》曰："温中行血，健脾燥胃，消肿利湿。治手足发冷作麻、筋抽疼痛，并外感寒凉等症。"

现代研究表明，桂枝的主要成分为桂皮醛等。桂枝醇提取物在体外能抑制大肠杆菌、枯草杆菌及金黄色葡萄球菌，对白色葡萄球菌、志贺氏菌、伤寒杆菌和副伤寒杆菌、肺炎球菌、产气杆菌、变形杆菌、炭疽杆菌、沙门氏菌、霍乱弧菌等亦有抑制作用。桂枝还有抗病毒作用及利尿作用。

（二）平阳法方剂简述

桂枝加桂汤

药物组成：桂枝 15 克（去皮），芍药 9 克，生姜 9 克（切），甘草 6 克（炙），大枣 12 枚（擘）。功效：温通心阳，化水行气。主治：发汗后，其人脐下悸，欲作奔豚。

《伤寒论条辨》曰："与桂枝汤者，解其欲自解之肌也。加桂者，桂走阴而能伐肾邪，故用之以泄奔豚之气也。然则所加者桂也，非枝也，方出增补，故有成五两云耳。"

《伤寒论类方》曰："重加桂枝，不特御寒，且制肾气。又药味重则能下达，凡奔豚症，此方可增减用之。"

《伤寒论本旨》曰："相传方中或加桂枝，或加肉桂。若平肾邪，宜加肉桂；如解太阳之邪，宜加桂枝也。"

（三）与平阳法相关的其他治疗

用关元、气冲、膻中、水道、三阴交温阳行水，调气降逆，治疗奔豚。关元乃足三阴经与任脉之会，且"冲脉起于关元"，寒水上逆，实根于此，故取之能温阳行水，抑止其冲逆；水道，用以通利下焦之水道，使水气得泄；气会膻中，又兼心包之募，可理气平逆，定志宁心；三阴交为足三阴经之交而属脾经，针之行寒水、降逆气；气冲位于胫之气街，是古人用治奔豚气之验穴。

（四）与平阳法相关的医案

例1

张某，男，35岁，2010年6月初诊。患者自述近1个月来时有气痛，自脐下少腹起，暂冲到心，顷之止，已而复作，夜间尤甚，请医不能治。舌苔白滑，脉沉迟，即予桂枝加桂汤，2剂愈。

处方：桂枝15克，白芍9克，生姜9克，炙甘草6克，大枣6克。

例2

王某，男，50岁。患者病奔豚已四年，间隔时间短则七八天，长则两三月。发作时有物自小腹而上，撞击心下。疼痛急迫，通宵累日，粒米不进，时或眩晕，呕吐清水。多由感寒触冷诱发，作毕，饮食、二便尚皆正常。此次又病5日矣，于2007年6月1日就诊。患者体质尚可，面红发热，头汗津津，小便清长，大便溏薄，舌淡红润，舌苔薄白，脉象沉弦。腹诊心下、当脐悸动筑筑。谓初按痛甚，继按则舒，故疼痛甚时，需人按压，不可或缺，观其脉症，知其病属寒性奔豚，非奔豚汤所能奏效也。奔豚者，肾之病也，肾虚为本，中寒乃诱因也。拟桂枝加桂汤。

处方：桂枝15克，白芍10克，炙甘草6克，生姜10片，红枣5枚。3剂。

二诊（2017年6月6日）：奔豚止。嘱服金匮肾气丸1个月，以防复发。

参 考 文 献

程士德，孟景春，1988. 内经讲义[M]. 上海：上海科学技术出版社：10-54.

耿琦，崔晨，蒋健，2015. 基于频数统计的奔豚气病现代临床个案报道分析[J]. 中华中医药学刊，33（7）：1596-1599.

李克光，1989. 金匮要略讲义[M]. 上海：上海科学技术出版社：21-272.

李培生，刘渡舟，1985. 伤寒论讲义[M]. 上海：上海科学技术出版社：1-22.

佚名，2016. 诗经[M]. 北京：中华书局有限公司：3-59.

（归纳整理：彭　科）

二十四、吐 阳 法

古语云"上实也，皆可吐之"，是说邪气阻碍胸部，因为胸为阳位似天空，是阳气汇聚之处，则必然会阻碍胸中阳气运行，使阳气壅滞阻塞。此时用吐法，一吐了之，邪气吐于外，胸中阳气自然得舒，气机运行正常，则诸症悉去矣。《伤寒论》曰："病如桂枝证，头不痛，项不强，寸脉微浮，胸中痞鞕，气上冲咽喉不得息者，此为胸有寒也，当吐之，宜瓜蒂散。"瓜蒂散是吐阳法的代表方，该方由瓜蒂、赤小豆、豆豉组成。瓜蒂又称为苦丁香，此药特别苦，就是我们夏天吃的甜瓜的果蒂，瓜蒂为吐药，能吐胸中的实邪。吃了瓜蒂散后，患者会吐得十分厉害，吐得满头大汗，所以吐阳法是一个十分霸道的治法。一般患者胸有实邪，胸口痞塞硬闷，气上冲不得息，喘口气都困难，用吐阳法之瓜蒂散治疗，吐出痰涎就会舒服多了。但患者体质虚，有高血压、心脏病和慢性支气管炎的，用吐阳法就要注意了，须谨慎使用。金元四大家之一的张子和写的《儒门事亲》，讲的全是汗吐下三法。汗法、下法，现代比较常用，但吐法患者比较难以接受，现在的医生一般都不敢用了。有的医生一辈子都没用过吐法，所以这个吐阳法已经有点名存实亡了，让人嗟叹不已。

（一）吐阳法用药简述

瓜 蒂

瓜蒂味苦，性寒，有毒，又称为苦丁香、甜瓜蒂、香瓜蒂，为葫芦科黄瓜属植物甜瓜的果蒂。甜瓜种子也作药用。甜瓜盛产期，剪取青绿色瓜蒂阴干即可。瓜蒂主入胃经，功善催吐热痰、宿食，而治痰迷癫狂。研末吹鼻，去湿热，退黄疸。体虚、失血及上部无实邪者禁服。本品有毒，不宜大量服用，过量则易出现头晕眼花，脘腹不适，呕吐，腹泻，严重者可因脱水造成电解质紊乱，终致循环衰竭及呼吸中枢麻痹而死亡。

《伤寒论》曰："诸亡血、虚家，不可与。"

《本草衍义补遗》曰："胃弱者勿用，病后、产后，宜深戒之。"

《本草经疏》曰："能损胃伤血，耗气伤神，凡胸中无寒，胃家无食，皮中无水，头面无湿，及胃虚气弱，诸亡血诸产后似中风倒仆，心虚有热，癫痫，女劳谷疸，元气怯羸，脾虚浮肿，切勿误用。"

《本草备要》曰："上部无实邪者禁用。"《本经逢原》曰："膈上无热痰邪热者切禁。"

现代中药药理研究证实，瓜蒂具有保肝、细胞毒与抗癌、提高免疫、降压等作用。

（二）吐阳法方剂简述

瓜　蒂　散

药物组成：瓜蒂3克，赤小豆3克，以豆豉煎汤调服。其为涌吐剂，具有涌吐痰涎宿食之功效。主治痰涎宿食壅滞胸脘证，症见胸中痞硬，懊憹不安，欲吐不出，气上冲咽喉不得息，寸脉微浮。临床常用于治疗暴饮暴食之胃扩张、误食毒物、精神分裂症、抑郁症等属于痰食壅滞胸脘证者。

本方所治，为痰涎壅滞胸中或宿食停积上脘之证。痰涎宿食填塞，气机被遏，故胸中痞硬、懊憹不安、欲吐不出、气上冲咽喉不得息；寸脉微浮为邪气在上之征。治当因势利导，遵《素问·阴阳应象大论》"其高者，因而越之"的理论，采用涌吐痰食法治疗。方中瓜蒂味苦，善于涌吐痰涎宿食，为君药。赤小豆味酸性平，能祛湿除烦满，为臣药。君臣配伍，相须相益，酸苦涌泄，增强催吐之力。以豆豉煎汤调服，取其轻清宣泄之性，宣解胸中邪气，利于涌吐，又可安中护胃，在快吐之中兼顾护胃气。本方为涌吐法之首要方剂。临床应用以胸膈痞硬，懊憹不安，气上冲咽喉不得息，或误食毒物尚在胃中为辨证要点。

（三）与吐阳法相关的其他治法

一般患者胸有实邪，胸口痞塞硬闷，气上冲不得息，喘口气都困难，用吐阳法之瓜蒂散治疗，吐出痰涎就会舒服多了。《金匮要略》云："病痰饮者，当以温药和之"，此乃治疗痰饮病之大法。运用艾灸来治疗胸中痰饮病可谓非常妥当，艾灸属于外部自然疗法，基本没有副作用。在民间流传着"多年顽疾，艾灸除之"的说法，意思是说艾灸对治疗顽疾有出乎意料的效果。《外台秘要》记载"是以御风邪以汤药、针灸、蒸熨，皆能愈疾。至于火艾，特有其能，针、药、汤、散皆所不及者，艾为最要"，所谓"针所不为，灸之所宜"讲的便是其中的道理。

长期进行艾灸疗法可起到固本正阳、祛病养生、扶正祛邪、延年益寿的功效，非常适合寒性体质人群壮阳养生。每逢立夏刚过，天气逐渐转热，是艾灸养生的最佳时期。

（四）与吐阳法相关的医案

刘某，男，45岁，左侧胁下积块3年。患者因3年前的一个夏天喝了数升冷酒，在左胁下逐渐形成一个积块，积块越来越大，并感胀闷疼痛日益增加，针灸、按摩、汤药，各种治疗方法都试过了，可是都没什么效果，病情不断加重。张从正诊察了他的脉象，发现他的双脉都沉实有力，于是认为是冷酒积滞在体内不化而造成。

用独圣散（瓜蒂为末，每用3～6克，用齑汁调服。齑汁指的是腌菜的汁水，味咸苦，有涌吐作用）催吐。结果患者服药后吐出两三升液体，颜色就和3年前喝下去的冷酒类似，甚至还有酒香。然后，张从正再给予和脾去湿的药物，共调理了三五天，通过吐法治愈了缠绵 3 年的痼疾（张从正医案）。

　　从这个病例中我们不难看出，吐阳法在治疗饮食、痰涎等积滞在人体胃脘以上部位的疾病时，有着别的方法无法替代的作用，吐阳法如果运用得好，就具有起沉疴、愈重疾的神奇效果。

参 考 文 献

张琦，2008. 金匮要略讲义[M]. 上海：上海科学技术出版社.
张子和，2005. 儒门事亲[M]. 北京：人民卫生出版社.

（归纳整理：周　鑫）

二十五、下 阳 法

下阳法是下法中的一种，主要针对体内有实邪结聚，这种实邪是偏寒性的，又称为寒实内结，导致阳气大量郁滞不前，出现气机不利而产生痛胀、发热、不大便等一系列症状的病证。寒实内结，阳气阻遏在肌表者，可用下阳法中轻方，即厚朴七物汤主之。《金匮要略》曰："病腹满，发热十日，脉浮而数，饮食如故，厚朴七物汤主之。"仲景在此文中详尽论述了病腹满又发热十天的患者治疗问题。病腹满，可知其病邪在里，但发热数日不解，脉象浮而数，说明内结之阳气奋力抵抗，有向上向外发越之趋势。病变实质在里，病象表现在外，一般情况下，实证应先解表，后攻里。今病的重心在里，故治疗采取的方法应是重点下其在里之实邪，实邪祛，则根本解。在外则助其阳气奋力抗邪，阳气足，则自营卫和，形成表里通和、气机通畅之大好局面。《金匮要略论注》曰："此有表复有里，但里挟燥邪，故小承气为主，而合桂甘姜枣以和其表。盖腹之满，初虽因微寒，乃胃素强，故表寒不入，而饮食如故，但腹满发热，且脉浮数，相持十日，此表里两病，故两解之耳。"若寒实内结，阳气阻滞在里，导致气机不利出现胁腹疼痛、大便不通、脉象紧弦等一系列症状的病证时，可用下阳法重剂大黄附子汤主之。《金匮要略》曰："胁下偏痛，发热，其脉紧弦，此寒也，以温药下之，宜大黄附子汤。"这里的"胁下"，是指两胁及腹部。胁下偏痛，即所谓左胁下或右胁下痛，而非两胁下俱痛。脉紧弦主寒主痛，是典型的寒实内结之象。发热不是在表，也非阳明腑实。在表，其脉当浮。在阳明腑实，其脉当数。本证发热而脉象紧弦，乃寒实内结、阳气郁滞、气机失调、阳气抗力所致。故《金匮要略心典》曰："胁下偏痛而脉紧弦，阴寒成聚，偏着一处，虽有发热，亦是阳气被郁所致。是以非温不能已其寒，非下不能去其结，故曰宜以温药下之。"综上可知，下阳法针对的是寒实内结、阳气郁滞证。阳气奋力向上向外搏击，大黄加桂枝之温以和其表，阳气郁滞在里，阻遏不通，大黄加附子之热以温其里，总以攻下药、温阳药合加，组成下阳法为原则。后世《普济本事方》即遵此原则，发明温脾汤，由厚朴、甘草、干姜、桂心、附子、大黄等药组成，将仲景下阳法轻剂与重剂合方加减而成，可谓更为周到，于临床中更为实用。

吐阳法与下阳法针对的实邪都是偏寒性，但吐阳法之寒邪还夹杂了痰湿，下阳法中寒邪更甚，基本无痰湿了，更极端。两法其实原理是一样的，只不过一个病位在上焦，一个在下焦，在上焦者，由上而吐之，在下焦者，由下而排之。两法均属于攻邪之法，用时快，狠，准！打邪实一个措手不及，擒贼先擒王。两法注意事项也差不多，要精确把握用药时机和用量，这不光考验医生的医术，同时也考验医生的胆量。

吐阳、下阳两法是为了解救被郁滞之阳气，具体选择吐法还是下法需要根据患者的表现，因为人体感邪时阳气自然奋起反抗驱邪外出，选择吐法时患者常表现为气上冲、反胃等，其实是阳气受郁而上冲欲自救未果，故顺应阳气，因而吐之。同理，下阳法患者寒实内结，阳气欲散寒结打开通路，表现为发热、胁痛、腹胀，故而温下同用组成下阳法。

吐阳、下阳两法应用时患者必须具备阳气郁滞病机，与阳气无关的病机不在此总结范围内。

法无定法，势无定势，病无定病，一切都是以临床疗效为准。

观其脉证，知犯何逆，随证治之，是仲景总的临床思路，我们在仲景临床思路基础上，以阳气为主线，将其大部分治法方药串起，其目的就是突出主线作用，便于归纳总结，更好地服务临床。

人身自有大药，阳气就是根本，无论怎么变化，万变不离其宗，都是以阳气为中心。

（一）下阳法用药简述

大　黄

大黄为蓼科植物掌叶大黄、唐古特大黄或药用大黄的干燥根及根茎，主要分布于陕西、甘肃东南部、青海、四川西部、云南西北部及西藏东部。其性寒，味苦，归胃、大肠、肝、脾经，有攻积滞、清湿热、泻火、凉血、祛瘀、解毒等功效。用法用量：内服，煎汤，3～12克；泻下通便，宜后下，不可久煎；或用开水泡渍后取汁饮；研末，0.5～2克；或入丸、散。外用：适量，研末调敷或煎水洗、涂。煎液亦可作灌肠用。大黄生用泻下作用较强，熟用则泻下作用较缓而长于泻火解毒，清利湿热；酒制功擅活血，且善清上焦血分之热；炒炭常用于凉血止血。

《本草纲目》曰："足太阴，手足阳明、厥阴五经血分药。"

《药性论》曰："主寒热，消食，炼五脏，通女子经候，利水肿，破痰实，冷热积聚，宿食，利大小肠，贴热毒肿，主小儿寒热时疾，烦热，蚀脓，破留血。"

现代药理研究证明，大黄具有止血、抗炎、促进胃肠蠕动等作用。

（二）下阳法方剂简述

大承气汤

药物组成：大黄、芒硝、枳实、厚朴。大承气汤出自张仲景的《伤寒论》，主要用于治疗阳明腑实证。在脏腑和经络的络属关系中，胃和大肠都属于阳明经，所以阳明的意义，就是指疾病的病位在胃和大肠这两个脏器。胃的生理功能是对食物进行初加工并将磨碎的食物向小肠传递，而大肠的生理功能主要是传导食物糟粕，形成粪便排出体外。这两个脏器在食物的传递过程中具有由上至下的特点，这个特点中医学称为通降。而胃和大肠要实现通降，就离不开津液的滋养和润滑，否则胃和大肠就无法构成一个能使食物或其残渣顺滑通过的通道环境。所以当各种因素（如热邪侵犯人体、过度发汗或利尿等）引起胃及大肠中的津液亏耗时，食物或其残渣就会在胃及大肠等部位形成积滞。这些积滞一方面会导致大便不通、腹痛腹满、疼痛拒按、腹部坚硬等症状；另一方面也会因为邪热在体内蓄积、无处释放而导致高热神昏、狂躁不安等症状，这两者结合在一起，就构成了阳明病的主要特点。这也不难看出，阳明病的主要病因就在于积滞在胃和大肠的燥屎，如果积滞得以排除，那么所有的症状也都会随之消失。而要去除胃与大肠的燥屎，最好的办法就是泻下通便，这就是张仲景制定大承气汤的主导思想。

（三）与下阳法相关的其他治法

下阳法治疗阳明病的关键就在于燥屎内结，导致胃和大肠的气机不能正常通降。"承"在古文中有"顺"的意思，"承气"也就是"顺气"的意思，那"顺气"自然就是顺胃和大肠的通降之气，这就是承气汤的方意。再来看它的药物配伍。大黄味苦性寒，为通大便第一要药。无论是现在讲的寒下法，还是后面要讲的温下、逐水、逐瘀、润下诸法，都可以见到大黄这味药的身影，可以说它是下法中运用最为广泛的一味重要药物。《神农本草经》中称本药有"下瘀血，下闭，寒热，破癥瘕积聚，留饮宿食，荡涤肠胃，推陈致新，通利水谷道，调中化食，安和五脏"的功效。从这段描述中可以看出，大黄对积滞在体内的水饮、宿食、瘀血、癥瘕、积聚等病理物质都有很好的荡除作用，它表现出来的"荡涤肠胃，推陈致新"的功效特点，就像是一位在战场上英勇善战、平定战乱的将军，所以大黄别名"将军"。正因为大黄在荡涤积滞上所具有的特殊作用，所以张仲景用它作为大承气汤的君药。芒硝味咸性寒，咸味药物往往具有软坚散结的特性，因此大承气汤选择芒硝和大黄作搭配具有重要意义。阳明病的关键就是燥屎内结，芒硝的软坚散结作用可以使内结的燥屎软化，从而协助大黄取得更好、更彻底的荡涤效果。积滞一去，邪热就无法在体内为非作歹了。

针灸中的放血疗法是典型的下阳法代表。陈旧性损伤的痹疾，由于多年的瘀血未除沉积堵塞使血液循环不畅，致使经络不通。放血后血通气畅。对于燥实内结，还可以配合推拿手法，顺时针揉按下腹部，使肠道蠕动加速，配合药力的功效，使积滞排出体外。

（四）与下阳法相关的医案

李某，男，40岁。患者下利腹痛，肛门灼热如火烙，大便后重难通2天。曾服"十滴水"，腹痛当时得以减缓，下利3日未作。至第4日，腹痛又发，较前更严重，里急后重，下利皆为红白黏液，有排泄不尽之感。以手按其腹，疼痛叫绝。脉沉有力，舌苔黄厚，其证始于胃肠积热，乃葛根芩连汤证，反服"十滴水"热性之品，使邪热凝结不开，以致气血腐化为红白之利。治当通因通用，荡涤胃肠积滞以推陈致新。

用大承气汤加减：大黄10克，玄明粉3克，枳实10克，厚朴12克，滑石6克，青黛3克，甘草3克。服药1剂，大便泄下黏秽数次，诸症随即而愈（刘渡舟医案）。

从这个病例中可见，下法如果运用正确，往往能起到立竿见影、药到病除的效果。但如果运用不当，也会耗损正气、加重病情，甚至导致患者死亡，所以在选择使用时一定慎重，要从中医望、闻、问、切的辨证观点出发，辨清疾病的虚实寒热、轻重缓急，从而根据疾病的特点制定出最为恰当和适宜的下法。"人命至重，有贵千金"，任何的马虎大意对医生来说都是要不得的，这是我们在使用汗、吐、下这些祛邪方法时尤其要留心的地方。

参 考 文 献

刘渡舟，2003. 经方临证指南[M]. 北京：人民卫生出版社.
尤怡，2009. 金匮要略心典[M]. 北京：中国中医药出版社.

（归纳整理：周　鑫）

二十六、消　阳　法

　　阳气与血液津液、之间的关系密切，血液、津液出现病变，首先必定是阳气出了问题。《景岳全书》曰："夫人之有生，无非受天地之气化耳。及其成形，虽有五行五志五脏六腑之辨，而总惟血气为之用。然血无气不行，血非气不化。故经曰：血者，神气也。然则血之与气，诚异名而同类，而实惟气为之主。是以天地间，阴阳变迁，运数治乱，凡神神奇奇，作于杳冥莫测之乡者，无非气化之所为。使能知此，而气得其正，则何用弗臧。一有违和，而气失其正，则何往弗否？故帝曰：百病生于气也。"《格致余论》说得更清楚，"血为气之配，气热则热，气寒则寒，气升则升，气降则降，气凝则凝，气滞则滞，气清则清，气浊则浊"。当阳气抗邪无力，失去正常功能的阳气变为坏阳，与病邪、血液、津液一起凝固成团，沉积在人体，变成肿块、积滞、岩瘤，也就是古人所说的癥瘕，宜用消散坏阳导致的气血痰瘀凝固的消阳法治疗。《金匮要略》中治疗疟母的鳖甲煎丸条文，讲述了疟病迁延过久，人体阳气抗邪能力渐渐不支，终结成包块，居于胁下而成疟母的过程。此时宜急除坏阳，否则疟病寒热就很难痊愈，形成恶性循环，危及生命安全。方中重用鳖甲，利用鳖甲之坚清散坏阳之凝固，配大黄、桃仁、䗪虫、蜣螂等剔除坏血，以人参、阿胶、桂枝、芍药补充阳气，共奏消散坏阳之功。现代临床上多用于治疗肝癌、肝硬化、肝脾肿大，效果甚佳。另外，仲景治疗五劳七伤，阳气虚极的羸瘦证，明言是"内有干血"，这个"干血"就是坏阳与血液相凝而成，明示其治须"缓中补虚"，"缓"在这里是使之丧失锋芒、缓解紧张局面的意思。用什么办法呢？还是消阳法。选用大黄䗪虫丸消散坏阳与血液凝固而成的干血，干血去则锋芒解，体内紧张局面得到缓解，再予补充阳气不迟。

　　用阳气为主导的思想探讨阳气病变，可以解决很多理论上的困惑，譬如"缓中补虚"，这个"缓"字怎么解？望文生义，又是从中焦脾胃解，风马牛不相及的事，让人摸不着头脑。譬如现代流行的活血化瘀法，其瘀血的根在哪里？只讲其标，不记其本，所以以活血化瘀法在现代有滥用之弊，一个好端端的桂枝茯苓丸硬往活血法上套，只会使传统的中医之路越走越窄。仲景阳气学说的横空出世，可以使中医学理论信而有征，临床上广开思路，学习上茅塞顿开，何乐而不为呢？

（一）消阳法用药简述

鳖　甲

　　鳖甲为鳖科动物中华鳖的背甲。归肝、肾经。功效：滋阴潜阳，软坚散结，退热除蒸。鳖甲用于治疗阴虚发热，劳热骨蒸，虚风内动，经闭，癥瘕，久疟疟母。用法用量：9～

24 克，捣碎，先煎。置干燥处储藏，防蛀。

《药性论》曰："主宿食、癥块、痃癖气、冷瘕、劳瘦，下气，除骨热，骨节间劳热，结实壅塞。治妇人漏下五色羸瘦者。"

《日华子本草》曰："去血气，破癥结、恶血，堕胎，消疮肿并扑损瘀血，疟疾、肠痈。"

《本草经疏》曰："甲主消散者以其味兼乎平，平亦辛也，咸能软坚，辛能走散，故《本经》主癥瘕、坚积、寒热，去痞疾、息肉、阴蚀、痔核、恶肉；《别录》疗温疟者，以疟必暑邪为病，类多阴虚，水衰之人，乃为暑所深中，邪入阴分，故出并于阳而热甚，入并于阴而寒甚，元气虚羸，则邪陷而中焦不治，甚则结为疟母。甲能益阴除热而消散，故为治疟之要药，亦是退劳热在骨及阴虚往来寒热之上品，血瘕腰痛，小儿胁下坚，皆阴分血病，宜其悉主之矣。劳复、女劳复为必需之药；劳瘦骨蒸，非此不除；产后阴脱，资之尤急。"

现代研究表明，鳖甲含骨胶原、碳酸钙、磷酸钙、碘等。鳖甲浸出物含量以水浸出物为最多。背甲与腹甲均含钙、磷、钠、镁、钾、锌、铁、锰、钴、铜、砷这 11 种元素。①强壮作用：鳖甲多糖 0.5g/kg、1.0g/kg、2.0g/kg 灌胃 15～20 天，能明显提高小鼠耐缺氧能力和抗冷冻作用，可延长小鼠游泳时间，有抗疲劳作用。②免疫促进作用：鳖甲多糖 0.5g/kg、1.0g/kg、2.0g/kg 灌胃 15～20 天，能显著提高小鼠空斑形成细胞的溶血能力，促进溶血素抗体生成，并增强小鼠迟发型超敏反应。③抗肿瘤作用：鳖甲粉末口服 280mg/kg 对小鼠移植实质性癌 MH134 具有抑制作用，使肿瘤直径减小，肿瘤重量显著减轻。对腹水癌则没有显著作用。对接种人肠癌细胞的裸鼠每日按 800mg/kg 剂量口服鳖甲粉，治疗 35 天后与对照组比较，抑瘤率为 92.15%，肿瘤坏死面积达 67%，与氟尿嘧啶组比较，其优点是不引起宿主白细胞数下降，表明鳖甲粉不仅对人肠癌有抑制作用，且副作用小，对骨髓的抑制远比氟尿嘧啶轻。④其他作用：以 0.5%或 1.0%鳖甲多糖林格液浸泡蟾蜍坐骨神经腓肠肌标本，有增加收缩高度和画纹面积、延长持续收缩时间的作用。鳖甲能抑制结缔组织的增生，可使结块消失，并具有增加血浆蛋白的作用，可用于肝病所致的贫血。

（二）消阳法方剂简述

鳖甲煎丸

药物组成：鳖甲 90 克（炙），乌扇 22.5 克（炮），黄芩 22.5 克，柴胡 45 克，鼠妇 22.5 克（熬），干姜 22.5 克，大黄 22.5 克，芍药 37.5 克，桂枝 22.5 克，葶苈 7.5 克（熬），石苇 22.5 克（去毛），厚朴 22.5 克，牡丹 37.5 克（去心），瞿麦 15 克，紫葳 22.5 克，半夏 7.5 克，人参 7.5 克，䗪虫 37.5 克（熬），阿胶 37.5 克（炙），蜂窠 30 克（炙），赤硝 90 克，蜣螂 45 克（熬），桃仁 15 克。以上 23 味药，为末，取煅灶下灰一斗，清酒一斛五斗，浸灰，候酒尽一半。着鳖甲于中，煮令泛烂如胶漆，绞取汁，纳诸药，煎为丸，如梧子大，空心服七丸，日三服。现代用法：取灶下灰 1.5 千克，黄酒 5 升，浸灰内滤过取汁，煎鳖甲成胶状，其余 22 味共为细末，将鳖甲胶放入炼蜜中，和匀为小丸，每服 3 克，每日 3 次。功效：消痞化积，活血化瘀，疏肝解郁。

《医方考》曰："方中灰酒，能消万物，盖灰从火化也；渍之以酒，取其善行；鳖甲、鼠妇、䗪虫、蜣螂、蜂窠皆善攻结而有小毒，以其为血气之属，用之以攻血气之凝结，同气相求，功成易易耳；柴胡、厚朴、半夏散结气；桂枝、丹皮、桃仁破滞血；水谷之气结，则大黄、葶苈、石苇、瞿麦可以平之；寒热之气交，则干姜、黄芩可以调之。人参者，以固元于克伐之汤；阿胶、芍药以养阴于峻厉之队也。乌扇、赤消、紫葳攻顽散结。"

《千金方衍义》曰："疟母必着于左胁，肝邪必结肝部也。积既留着客邪，内从火化，当无外散之理，故专取鳖甲伐肝消积。尤妙在灰煮去滓，后下诸药，则诸药咸得鳖甲引入肝胆部分。佐以柴胡、黄芩同脐少阳区域；参、姜、朴、半助胃祛痰；桂、芍、牡丹、桃、葳、阿胶和营散血；蜣螂、蜂窠、虻虫、䗪虫、乌扇聚毒势攻；瞿、苇、藻、戟、葶苈、大黄利水破结。未食前服七丸，日服不过二十余粒。药虽峻而不骤伤元气，深得峻药缓攻之法。又易《金匮》方中赤消毒劣，则易之以藻、戟；鼠妇难捕，乃易之以虻虫。略为小变，不失大端。"

（三）与消阳法相关的其他治疗

鳖甲能增强机体免疫功能，而桃仁、牡丹等能抑制细胞免疫功能，故本药对肝病患者的免疫功能紊乱有一定的调节作用。

（四）与消阳法相关的医案

例1

李某，男，63岁。患者久疟屡止屡发，刻虽止住，而食入不舒，左胁下按之板滞，胃钝少纳。脉濡，苔白质腻。脾胃气弱，余邪结聚肝络。治以和中运脾疏络。

予以白术6克，炒陈皮3克，川朴3克，制半夏4.5克，沉香粬4.5克，焦楂炭9克，茯苓3克，炒竹茹3克，鳖甲煎丸4.5克（开水先服）（张聿青医案）。

按语：久疟不愈，正虚邪恋，使脾胃不支，虚怯内生。故以鳖甲煎丸扶正气以祛疟邪，另服补脾健胃之品而愈。

例2

张某，男，34岁。患者2年来患三日疟，反复发作。今夏病发至秋，病尚未愈。形体消瘦，面色萎黄，肢体无力，脘闷腹胀，饮食不佳，脾大，肋下4厘米。疟来先恶寒怕冷，随即发热，体温38℃，2小时后汗出热退。脉象稍弦，舌苔薄白。邪在少阳留恋不解，痰湿内蕴，气滞血瘀，结于右肋。治当先截其疟，后治其癥。

方拟鳖甲汤加减。处方：鳖甲15克，柴胡、黄芩、半夏各10克，常山、槟榔、草果各6克，生姜3片，大枣2枚。于疟发前服药。服药3剂，疟发停止。

后用鳖甲煎丸，以治其癥结。每日服鳖甲煎丸30克，分3次服。连服2个月，疟未发作，脾大缩小为肋下2厘米。

再服鳖甲煎丸1个月，疟发根本控制，脾肿大缩小为1厘米。形体渐壮，饮食增加，病已痊愈。嘱常服鳖甲煎丸，以消余癥，防其再发（张谷才医案）。

按语： 久疟不愈，正气渐衰，疟虫肆虐，终成疟母。故先用达原饮合小柴胡汤加鳖甲化裁，以祛疟邪，和少阳。待邪去少阳气机和利，再予鳖甲煎丸软坚消癥，治之得法，果获奇效。

参 考 文 献

崔海镇，储全根，2018.《张聿青医案》运用仲景经方特点探讨[J].陕西中医药大学学报，41（1）：6-8.
狄邦圣，1991. 张谷才医案三则[J]. 河南中医，11（3）：24-25.

（归纳整理：张炜华）

二十七、软　阳　法

　　阳气有一个重要功能，就是卫外。阳气挟水津行于体表，像雾露一样均匀地覆盖在人体皮肤腠理，起着抵御邪气、保护人体健康的作用。如果人体遭受外邪或内邪的侵犯，卫外之阳气会第一时间处于应急状态，阳气绷紧，正邪纷争。《黄帝内经》记载"阴者，藏精而起亟也；阳者，卫外而为固也""三焦膀胱者，腠理毫毛其应""卫气者，所以温分肉，充皮肤，肥腠理，司开合者也"。如果人体阳气充足，阳气抗邪有力，则邪去正安，阳气由紧急状态恢复到正常舒缓状态，则人体无病。如果外邪或内邪与阳气势均力敌，处于胶滞状态，阳气长时间绷紧张急，不能舒缓平复，人体必然会出现病态或处于潜在终将暴发的未病状态。软阳法，即是针对阳气绷紧张急不能平复舒缓状态的一种针对性很强的治法。

　　阳气因外邪或内邪侵犯，与邪交争，长时间处于绷紧张急状态，如果是在人体皮表，则会出现发热、恶寒、烦躁等症。如果消耗了水津，则会出现口干、口渴等症。《伤寒论》曰："病在阳，应以汗解之，反以冷水潠之，若灌之，其热被劫不得去，弥更益烦，肉上粟起，意欲饮水，反不渴者，服文蛤散。"病在阳，其意有二：一是指病位在表，二是指阳气在皮肤腠理部位奋起抗争。因处理不当，被凉水一激，结果使阳气更加绷紧张急不能回复，皮肤出现了很多如米粒大小的结节。因为消耗了水津，又有外邪，所以会出现口干但不想饮水自救的症状。仲师予文蛤散治疗。

　　文蛤，又称为蛤蜊，味咸，性微寒。咸能软坚。阳气处于绷紧张急不能舒缓状态，实际上也是一种"坚"的表现，只不过是无形之坚，而非肉眼可查的有形之坚，给予文蛤散治疗，说明文蛤咸能软阳气之坚，能使绷紧张急的阳气回复到正常的舒缓状态。或问，这么多味咸的中药，为什么独选文蛤软阳？这其实是一个人们在长期生活中摸索出来的经验问题。记得二十世纪九十年代，我在海南三亚、儋州一带行医，海南只有春夏两季，大多时候是艳阳高照，天蒸地热，好在夜晚海风吹来，凉爽宜人。但白天气温居高不下，挥汗如雨，"阳加于阴谓之汗"，在这种气候下阳气长时间处于一种应急状态，劳作了一天的人们往往感到疲软乏力，口干口渴，虽然海南当地有十分可口的瓜果菜蔬，但只能解一时之急，真正要把阳气回复到舒缓状态，尚力有未逮。这时候我发现当地人们餐桌上有一份必不可少的汤，就是用冬瓜加当地盛产的蛤蜊一起煮的不加任何辅料的清汤，此汤喝下去，沁人心脾，马上满口生津，浑身暖暖，直呼"软和"，生活实践说明文蛤软阳之功是确实存在的。

　　《金匮要略》曰："渴欲饮水不止者，文蛤散主之"，又曰："吐后渴欲得水而贪饮者，文蛤汤主之。兼主微风脉紧、头痛"。根据此说，我常用其治疗血糖、血脂过高的患者。因为这类患者常年食膏粱厚味，饮食不节，须知膏粱厚味在体内长年积存，是要靠阳气推动运化的，也就是说阳气经年累月处于绷急紧张状态，时间久了，就会憔悴。阳气毕竟是活生生的物质，阳气憔悴了，功能退化了，糖尿病、高脂血症、痛风、高血压甚至脑血管意外就产生了。丁小鹏、丁碧云认为脾主运化水湿，脾失运化，则水湿泛溢成痰饮，痰饮为阴邪，易阻滞气机而为瘀，最终形成痰瘀，阻滞血脉而导致脑血管意外。而用文蛤给这类患者长期服用，竟都能收到意外之效。说明文蛤软阳之功确切，仲师之言不虚。

（一）软阳法用药简述

文　蛤

文蛤属软体动物门，瓣鳃纲，帘蛤目，帘蛤科，文蛤属。其贝壳呈三角形，壳质坚厚，腹缘呈圆形，两壳大小相等，外壳有五彩花纹，喜欢生长在有淡水注入的内湾及河口附近的细沙质海滩。我国沿海均有分布，药材产于广东、山东、福建、江苏等地。

《本草纲目》曰："文蛤，释名花蛤。气味咸，平，无毒……按成无己云：文蛤之咸走肾，可以胜水气。"

文蛤肉质鲜美、营养丰富，含有人体必需的氨基酸、蛋白质、脂肪、碳水化合物、钙、铁及维生素等成分。近年来有研究表明，文蛤具有较高的药用价值，具有清热利湿、化痰、散结的功效。对文蛤的现代药理研究主要集中在抗肿瘤、抗氧化和降血糖、降血脂等方面。张剑等采用蒸馏水抽提、凝胶层析等技术得到一种分子量较低的多肽，该多肽对宫颈癌Hela 细胞具有较高的抑制率。经药物处理后细胞形态发生明显改变，生长抑制率达到78.1%，并且出现明显的凋亡峰。李和生等通过酶解方法提取的文蛤水解液中所含组分对氧自由基和羟自由基有较高的清除率，清除率为50%～70%。邱江春等采用木瓜蛋白酶水解文蛤蛋白制备小分子肽对自由基的清除率高达95.8%。文蛤多糖对糖尿病模型大鼠具有免疫调节治疗效应，具有降低血糖和增强抗应激能力的作用。

（二）软阳法方剂简述

文 蛤 散 方

文蛤五两，上一味为散，以沸汤和一方寸匕服，汤用五合。主治营卫湿热证，脾胃湿热亦可用。

本方的临床运用：①消渴。渴饮水不止之消渴证，病属肺胃有热而渴者。②痰热咳喘。用贝母瓜蒌散加黛蛤散，治疗呛咳、干咳或咳痰不爽，气逆喘促，咽喉不利之急、慢性支气管炎，均能收到效果。③消痰核、治瘿瘤。其用于治疗结节性甲状腺肿等病，常配昆布、海藻、海螵蛸、贝母等。

（三）与软阳法相关的其他治疗

对于流行性腮腺炎、淋巴结炎、软组织挫伤的患者，通常用西酮散消肿软坚散结。

（四）与软阳法相关的医案

康某，女，2岁。其母代述。患儿出生3个月左右发现大腿内侧及臀部潮红溃烂，虽经外用药治疗，可湿疮时轻时重，没有达到治愈目的。刻诊：皮肤局部潮红溃烂，舌尖红，舌苔无明显变化，脉略数。辨为营卫湿热证。

用文蛤散加味：文蛤100克，滑石100克，生甘草50克。2剂，共研细粉，将药粉涂撒覆盖疮面，每日数次外用。用药1周后，电话告知，湿疮已基本痊愈，又嘱其继续用前方治疗2周，但要减少涂撒次数，之后达到预期治疗目的。

用文蛤散加味治疗小儿湿疮，若皮肤局部潮红溃烂，以外用药涂撒患处，一般需要治疗3周左右即能取得预期治疗效果。方中文蛤清热利湿，调理营卫，加滑石利湿清热，生甘草清热解毒。方药相互为用，以取其效（王付医案）。

参 考 文 献

李和生，刘志勇，王鸿飞，2012. 文蛤多肽组分的分离及其抗氧化活性研究[J]. 中国食品学报，12（6）：30-34.

邱江春，陈慧，2008. 木瓜蛋白酶水解文蛤蛋白制备小分子肽及其抗氧化研究[J]. 食品科技，33（3）：180-182.

王占玺，1984. 张仲景药法研究[M]. 北京：科学技术文献出版社：460.

袁强，袁弘，2006. 文蛤多糖对实验性糖尿病大鼠免疫功能的影响[J]. 浙江中医药大学学报，30（6）：612-613.

张剑，康劲翮，刘凤娇，等，2009. 文蛤多肽对体外培养宫颈癌 Hela 细胞的抑制作用[J]. 厦门大学学报，48（5）：729-732.

（归纳整理：张耀庭）

二十八、解 阳 法

临床上常见一种杂病，民间称为胃病，主诉常说胸口闷，不舒服，伴随情绪低落，吃饭无味，坐卧不宁，吐长气也不能缓解等一系列症状，一般医生常开一些四逆散、柴胡疏肝散、逍遥丸，甚至木香顺气丸、藿香正气丸系列，患者吃完有效但就是不彻底，总觉得哪里不到位，有隔靴搔痒之感。这个病实际上就是张仲景在《伤寒杂病论》中论述的痞证。

痞证，是阴阳气痞塞引起的病证。其主方是三泻心汤，即半夏泻心汤、生姜泻心汤、甘草泻心汤。三泻心汤针对的主证就是张仲景所说的"但满而不痛者，此为痞，柴胡不中与之"，明确说出用柴胡类疏肝理气是没用的，宜更换门庭，换一种治法。观三泻心汤的主药实际上是干姜配黄连、黄芩，成无己《注解伤寒论》解释得十分简单，"苦以降之，辛以散之"，降什么？散什么？语焉不详，结果后学者众说纷纭，不一而足。实际上痞证属于阴阳气互结，疏不开，理不拢，怎么办？按照阳主阴从、阳密乃强的理论，把阳气解放出来即可。要解放阳气，必须要有一味鼓舞阳气的主药，这时桂枝、附子都不好用，而干姜执中温和，善解阳气。黄连、黄芩善于清泻郁久之浊阳。浊阳，即指无法转换为正常阳气的那一部分损坏掉的病理性阳气。两相配合，一个活生生的治疗阳气病变的大法之解阳法就跃然而出了。解阳法中三泻心汤的使用也是有原则的。解阳主药是干姜、黄连、黄芩。如呕吐挟痰湿，半夏泻心汤主之；如下利挟水气，生姜泻心汤主之；如日久虚极，甘草泻心汤主之；如没有痰湿水气，张仲景干脆直奔主题，就用干姜黄芩黄连人参汤。

从解阳法的探讨中，可以悟出一个道理，即当中医学理法方药解释不通的时候，要深究中医理论的源头，即《黄帝内经》，不要随便想象，否则一会贻误后学者，二会给人以中医不科学的口实。三泻心汤如果从阳气学说说起，则水到渠成，再无疑义。如果单纯用辛开苦降理论去解释用药原理，很多人就会提出疑问，那么多的辛味药和苦味药相合，都可以治疗痞证吗？如辛味的麻黄和苦味的黄柏、苦参相合，能够治疗阴阳气互结的痞证吗？显然这种理论是站不住脚的。站不住脚的理论只有否定它，实事求是，这样中医学才能在继承中得到发展。另外，痞证在周易八卦上属于否卦，否极泰来，否卦出了问题一般是柴胡、木香之类生卦上的药不起作用，这类用药原理可以从易理上解释为什么用干姜、黄连、黄芩这些没有一点理气作用的药物治疗痞证。

否卦是《易经》六十四卦之第十二卦。天地否（否卦）不交不通。否卦，阐释由安泰到混乱，由通畅到闭塞。痞证就是痞塞、闭塞之意。泰卦之后就是否卦，而由否到泰之否极泰来则要走很长一段路。一个轮转，说明由好变坏容易，由坏变好则艰难，故而除用干姜、黄连、黄芩鼓舞阳气、清泻浊阳外，还需要人参、大枣、炙甘草资助粮草。也有人问，三泻心汤的要点是必有痰湿水气困阳，本来要往上、往外走的阳气困于中焦，不仅没有发挥正常的生理功能，反而与痰湿水气纠缠在一起，困而不得出，自我消耗，产生痞证。三泻心汤诸药犹如外科手术刀，将痰湿水气一刀剖开，再把病变的浊阳剔除掉，将剩余功能正常的阳气解救出来，发挥其应具有的作用。阴在内，阳之守也；阳在外，阴之使也。

　　前面我们是说挟有，如果没有挟痰湿水气的话，就直接用干姜黄连黄芩人参汤了。痞证的病理机制是阴阳气互结，主药是干姜、黄连、黄芩。到底是什么导致了阴阳气互结呢？这不能从痰湿水气上找问题，因为痰湿水气是阴阳气互结产生的病理产物，只能从疾病发生发展的过程找原因，张仲景明确指出"此为痞，柴胡不中与之"，说明痞证是由原发病证衍化而来，患者又服用了很多耗气药，阴阳气易压抑郁结，正气压抑郁结了，疏是耗，理是损，只有干姜鼓舞阳气，黄连、黄芩清泻浊阳，方能否极泰来。全方无一味行气药，却达到了解除痞结之实的目的。

（一）解阳法用药简述

　　干姜、黄连、黄芩作为解阳法主要治疗药物，凭其芩、连苦降，干姜辛散，解郁阳、清浊阳而治疗痞证。

干　姜

　　干姜为姜科植物姜的干燥根茎，是常用的药食同源的中药材，又名白姜、均姜。其味辛，性热，归脾、胃、肾、心、肺经，具有温中散寒、回阳通脉、燥湿消痰的功效。中医临床常用于治疗脘腹冷痛，呕吐泄泻，肢冷脉微，痰饮喘咳等。现代药理研究显示其主要含挥发油和姜辣素类成分，具有解热、镇痛、抗炎、抑菌等作用，并且对心血管系统及消化系统也有显著作用。

黄　连

　　黄连为毛茛科植物黄连、三角叶黄连或云连的干燥根茎。其炮制品有黄连片、酒黄连、姜黄连、萸黄连等。黄连味苦，性寒，归心、胃、肝、大肠经，具有清热燥湿、泻火解毒的功效。中医临床常用于治疗湿热痞满，呕吐吞酸，泻痢，黄疸，高热神昏，心火亢盛，心烦不寐，血热吐衄，目赤，牙痛，消渴，痈肿疔疮等；外治湿疹，湿疮，耳道流脓。酒黄连善清上焦火热，用于治疗目赤、口疮。姜黄连清胃和胃止呕，用于治疗寒热互结，湿热中阻，痞满呕吐。萸黄连舒肝和胃止呕，用于治疗肝胃不和，呕吐吞酸。

　　现代药理研究显示，黄连中含有生物碱、木脂素、香豆素、黄酮、萜类、甾体、有机酸、挥发油、多糖等多种化学成分，从而表现出广泛的药理活性，包括降血糖、降血脂、抗菌、抗炎、抗肿瘤、抗心律失常等。其中，黄连用于糖尿病的治疗已有悠久的历史且有自身独特的优势。

黄　芩

　　黄芩最早记载于《神农本草经》，为唇形科植物黄芩的根，又称山茶根，主产于河北、山西、内蒙古、陕西等地。其性寒，味苦，归肺、胆、脾、大肠、小肠经。黄芩苦寒，能清肺、胃、肝、胆、大肠的湿热，可以用来治疗湿温或者暑湿初起，身热不扬，胸脘痞闷，舌苔黄腻等症；亦可治疗湿热中阻，痞满呕吐及湿热泻痢、湿热黄疸等病症。黄芩主入肺经，可以清肺热，为治疗肺热咳嗽的要药。此外，黄芩还能清气分实热，并有退热的功效，可用来治疗外感热病，邪郁于内导致的高热烦渴、尿赤便秘等症。黄芩有清热泻火解毒的作用，可以用来治疗痈肿疮毒，常和黄连、黄柏、栀子等配伍。黄芩炒炭后能够清热泻火、凉血止血，可以用来治疗热迫血妄行所导致的吐血、衄血等，也可用于治疗血热便血、痔疮出血等症。黄芩主要含黄酮及黄酮苷类、多糖类、挥发油及其他成分；主要有抗菌、抗肿瘤、抗心脑血管疾病、抗过敏、抗氧化、增强机体免疫、抗炎作用。

（二）解阳法方剂简述

解阳法方剂以泻心汤为主，其主药是干姜、黄连、黄芩，三药合用辛开苦降解痞满，其中干姜温中散寒，回阳通脉，燥湿消痰，黄连、黄芩善于清泻郁热（浊阳）。如呕吐挟痰湿，半夏泻心汤主之；如下利挟水气，生姜泻心汤主之；如日久虚极，甘草泻心汤主之；如没有痰湿水气，则用干姜黄芩黄连人参汤。

（三）与解阳法相关的其他治疗

对于寒热互结、湿热中阻、痞满呕吐之痞证用艾灸法通常可起到温经散寒、消肿散结的作用，从而使湿热除、痞满消。

（四）与解阳法相关的医案

徐某，男，42岁。从1958年8月起，患者食欲不振，疲乏无力，大便日2～4次、呈稀糊状，腹胀多矢气，长春某医院诊断为慢性肝炎，治疗10个月出院。此后因病情反复发作，5年中先后4次住院，每次均有明显之肠胃症状。1964年1月住入本院，8月7日会诊。经治医师报告：患者肝功能正常，谷丙转氨酶略高，惟消化道症状明显，8个月来多次应用乳酶生、复方氢氧化铝片、干酵母、小檗碱等治疗，终未收效。现仍食欲不振，口微苦，食已，胃脘满闷腹胀，干噫食臭，午后脘部胀甚，矢气不畅，甚则烦闷懒言，不欲室外活动，睡眠不佳，每夜2～4小时，肝区时痛。望其体形矮胖，舌苔白润微黄，脉沉而有力，右关略虚。诊为寒热夹杂，阴阳失调，升降失常的慢性胃肠功能失调病症。

用仲景半夏泻心汤以调和之。党参9克，清半夏9克，干姜4.5克，炙甘草4.5克，黄芩9克，黄连3克，大枣4枚（擘）。以水500毫升煎至300毫升，去渣再煎取200毫升，早晚分服，日1剂。药后诸症逐渐减轻，服至40余剂时，患者自作总结云：治疗月余在5个方面有明显改善。食欲增进，食已，脘中胀闷未作，腹胀有时只轻微发作，此其一；精力较前充沛，喜欢散步及室外活动，时间略长也不感疲劳，此其二；大便基本上1日1次，大便时排出多量气体，消化较好，此其三；肝区疼痛基本消失，有时微作，少时即逝，此其四；睡眠增加，中午亦可睡半小时许，此其五。多年之病，功效明显，后因晚间入睡不快，转服养心安神之剂。

　　患者病程既久，反复发作，脾胃虚弱于前；便溏腹胀，神疲懒言，口干微苦，舌苔微黄，寒热错杂于后。终致气机痞塞，升降失常，而见心下痞满，干噫食臭，矢气不畅。用半夏泻心汤补益脾胃，辛开苦降，调理寒热，毕数功于一役也。坚持服用，终使顽疾尽拔（岳美中医案）。

参 考 文 献

盖晓红，刘素香，任涛，等，2018. 黄连的化学成分及药理作用研究进展[J]. 中草药，49（20）：4919-4927.

罗燕子，2018. 中药黄芩的化学成分及药理作用的相关研究进展[J]. 临床合理用药杂志，11（30）：180-181.

亓雪，张颖颖，2018. 干姜的化学、药理研究进展[J]. 山东化工，47（14）：41-42.

（归纳整理：张耀庭）

二十九、约 阳 法

约，制约、约束的意思。约阳法，指制约阳气太过的治法。临床上常见患者习惯性便秘，用番泻叶泡水，或服用果导片，甚至使用开塞露之类，只能解决一时问题，长期效果不佳。这类患者实际上多为阳气过盛。为什么呢？阳气过盛，消耗的是阴液，而且这类患者吃饭是不受影响的，胃口很好，说明其胃强，胃属阳，胃阳偏旺了，阴分、津液就要受伤，易导致胃燥、肠燥，大便自然偏硬，所以《伤寒论》说："趺阳脉浮而涩，浮则胃气强，涩则小便数，浮涩相搏，大便则鞕，其脾为约，麻子仁丸主之。"约束阳气过盛，这个阳指病理性的阳，过盛为邪，所以应该明确称之为阳邪。正常的阳气是不怕过多的。约束阳邪，不是一朝一夕的。像阳明病用承气汤，一泻下也就解决了。它是经常性的，习惯性的，时间比较长，所以不能单纯用泻药，得用丸药，丸者缓也，慢慢地调节胃中过盛阳气，润肠止燥，才能够解决此问题。所以麻子仁丸是一个约阳的缓治之法。方中用小承气汤来泻阳邪，火麻仁润肠使之滑润，芍药敛阳，使正常的阳气归于正道，杏仁宣阳，使阳气舒展宣发。麻子仁丸法即约阳法，实际上是下阳、敛阳、宣阳的综合治法，特别是主用火麻仁，开辟通道，引诸药合聚于肠道，通过约束胃中阳气过旺的终极病理特点，解决长期便秘的问题，不失为治病求本的典型体现。

（一）约阳法用药简述

火 麻 仁

火麻仁又名大麻仁、麻子仁、线麻子、大麻子等，系桑科一年生草本植物大麻的干燥成熟果实或成熟去壳的种子。《神农本草经》列为上品。主产于东北、华中、西南等地。味甘，性平。归脾、大肠经。功效：润肠通便，补中益气。主治：肠燥便秘。

《神农本草经》曰："补中益气，久服肥健不老。"

《药品化义》曰："麻仁，能润肠，体润能去燥，专利大肠气结便秘。凡年老血液枯燥，产后气血不顺，病后元气未复或禀弱不能运行者皆治。"

现代药理研究证实，火麻仁主要活性成分为油脂、蛋白质、挥发油、膳食纤维及维生素和矿物质等。其作用包括抗溃疡、治疗便秘及腹泻；心肌损伤保护；调节脂质代谢、抑制血小板聚集；降血压、抗氧化、清除自由基、抗衰老；镇静、抗惊厥和改善睡眠；镇痛；改善学习和记忆功能；抗疲劳和免疫调节；抗炎。

大 黄

大黄为蓼科植物掌叶大黄、唐古特大黄或药用大黄的干燥根及根茎。野生或栽培。掌叶大黄和唐古特大黄药材习称北大黄，主产于青海、甘肃、四川北部等地；药用大黄药材习称南大黄，主产于四川、云南、贵州等地。味苦，性寒。归脾、胃、大肠、肝经。功效：泻热通肠，凉血解毒，逐瘀通经。临床用名药大黄、酒大黄、熟大黄、醋大黄、大黄炭。主治：实热便秘，热结胸痞，湿热泻痢，黄疸，淋病，水肿腹满，小便不利，目赤，咽喉肿痛，口舌生疮，胃热呕吐，吐血，咯血，衄血，便血，尿血，蓄血，经闭，产后瘀滞腹痛，癥瘕积聚，跌打损伤，热毒痈疡，丹毒，烫伤。

《神农本草经》曰："味苦，寒。主下瘀血，下闭，寒热，破癥瘕积聚，留饮宿食，荡涤肠胃，推陈致新，通利水谷道，调中化食，安和五脏。"

现代药理研究证实，大黄作用包括泻下，利胆，保肝，促进胰液分泌，抑制胰酶活性，抗胃溃疡及十二指肠溃疡，止血，降血脂，抗炎，解热，免疫调节，抗衰老，抗氧化。

白 芍

白芍是芍药科植物芍药的干燥根，主产于浙江、安徽、四川等地。其性苦、酸、甘，味微寒。归肝、脾经。功效：养血柔肝，缓中止痛，敛阴止汗。白芍用于治疗头痛眩晕，胁痛，腹痛，四肢挛痛，血虚萎黄，月经不调，自汗，盗汗。

现代药理学研究证实，白芍有较好的解痉止痛作用，并有一定的镇静、镇痛、抗惊厥、降压、扩张血管的作用，还有抗菌、抗病毒、保肝降酶、免疫双向调节作用。

（二）约阳法方剂简述

麻 子 仁 丸

本方证乃由胃有燥热、脾津不足所致。脾主为胃行其津液，今胃中燥热，脾受约束，津液不得四布，但输膀胱，而致小便频数，肠失濡润，故见大便干结。此时治法应以润肠通便为主，兼以泻热行气。因而方中用火麻仁润肠通便为君药；大黄通便泻热，杏仁降气润肠，白芍养阴和里，共为臣药；枳实、厚朴下气破结，加强降泻通便之力，蜂蜜能润燥滑肠，共为佐使药。诸药合而为丸，具有润肠泻热、行气通便之功。

本方即小承气汤加火麻仁、杏仁、白芍、蜂蜜组成，虽亦用小承气汤泻肠胃之燥热积滞，但实际服用量较小。更取质润多脂之火麻仁、杏仁、白芍、蜜蜂，一则益阴增液以润肠通便，使腑气通，津液行；二则甘润可减缓小承气汤攻伐之力，使下而不伤正，而且原方只服 10 丸，以次渐加，都说明本方意在润肠通便，仍属缓下之剂，对于肠中燥有积滞的便秘最为适合。

（三）与约阳法相关的其他治疗

脾约有两个含义：一，约者，穷乏也。津液素亏，脾无津液输布而穷约；二，约者，约束也。脾之弱阴被胃之强阳所约束，津液不能还于胃中。为什么会形成脾约？在正常情况下，阳明与太阴相表里，脏腑之气相通，脾能为胃行其津液而使燥湿相济，以维持脏腑间的阴阳平衡。如果阳明胃气过强而太阴脾阴太弱，则胃之强阳反凌脾之弱阴，使脾阴受约而不能为胃行其津液；津液不能还于胃中，胃肠失于濡润而干燥，大便因此而难下。所以，脾约证仍属阳明腑实证之一，但是这种大便难有以下特点：经常性和习惯性的大便秘结，粪块异常干硬，虽然数日不大便，但无腹满腹痛、潮热、谵语等症。所以该证不属于承气汤的治疗范围，而应该用麻子仁丸润下通便。现代医学中，只要符合上述两点，老人及产后肠燥便秘、习惯性便秘、痔疮术后便秘患者都可服用。

（四）与约阳法相关的医案

例1

一豪子郭氏，得伤寒数日，身热、头疼、恶风、大便不通、脐腹膨胀。易数医，一医欲用大承气，一医欲用大柴胡，一医欲用蜜导。病家相知，凡三五人，各主其说，纷然不定，最后请余至。

问小便如何？病家云小便频数。乃诊六脉，下及趺阳，脉浮且涩。余曰：脾约证也，此属太阳阳明。仲景云：太阳阳明者，脾约也。仲景又曰：趺阳脉浮而涩，浮则胃气强，涩则小便数，浮涩相搏，大便则硬。其脾为约者，大承气、大柴胡恐不当，仲景法中麻仁丸不可易也。主病亲戚尚尔纷纷，余曰：若不相信，恐别生他证，请辞，毋庸召我。坐有一人，乃弟也，逡巡曰：诸君不须纷争，既有仲景证法相当，不同此说何据？某虽愚昧，请终其说，诸医若何，各请叙述。众医默默，纷争始定。余以麻仁丸百粒，分三服，食顷间尽。是夕，大便通，中汗而解（许叔微医案）。

例2

刘某，男，28岁。患大便燥结，五六日排解一次，每次大便时，往往因努责用力而汗出湿衣，但腹中无所苦。口唇发干，用舌津舔之则起厚皮如痂，撕之则唇破血出。脉沉滑，舌苔黄。此是胃强脾弱的脾约证。疏以麻子仁丸一料，服尽而愈（刘渡舟医案）。

（归纳整理：陶华清　辛冬玲）

三十、涵　阳　法

阳气作为人体内一种极细微物质，流动性强，积极向上，卫外轻清，起着"精则养神，柔则养筋"的作用，但阳气也是人体内最易消耗的物质，所以阳气是需要加强滋润涵养的。阳气中有一部分属精微物质中极精微者，起着涵养心神的作用，控制调节人体的精神状态及情绪感知。若阳气中极精者出现问题，患者必然出现意识行为障碍、精神失控等症状，古人称之为百合病、脏躁。如《金匮要略》中说"论曰：百合病者，百脉一宗，悉致其病也。意欲食复不能食，常默然，欲卧不能卧，欲行不能行，饮食或有美时，或有不用闻食臭时，如寒无寒，如热无热，口苦，小便赤，诸药不能治，得药则剧吐利，如有神灵者，身形如和，其脉微数"，并列出百合地黄汤、百合知母汤、滑石代赭汤、百合洗方、瓜蒌牡蛎散、百合滑石散等系列方治之。《金匮要略》又说"妇人脏躁，喜悲伤，欲哭，象如神灵所作，数欠伸，甘麦大枣汤主之"。从仲景所论症状及治方来看，百合病和脏躁都属情志病变，选用的方法都以平性偏凉带润的药物为主，诸家大都望药生义，认为是阴虚所致。其实这里面有个认识上的误区，那就是没有充分认识到《素问·生气通天论》所说"阳气者，精则养神"的重要含义。既然是神出现了问题，如仲景所述"如有神灵者""象如神灵所作"，神是什么？神是阳气的实质，神是阳气的升华，神靠阳气来养，毋庸置疑，那肯定是阳气出现了问题。只不过，阳气在这里出现了问题，一不是寒邪所致，二不是功能衰退，温和补是不能解决问题的。所以仲景明示是"百脉""脏躁"所致，百脉终归于心，脏躁终属于心，心是阳气之大主，阳气也有温文尔雅、脉脉含情时。阳气显得躁动不宁，特别是阳气中极精者不能养神时，百药莫用，百法无效，情急中选用一些百合、甘草、红枣、小麦之类平时能养人的食材作为药物来涵养阳气，即涵阳法。长期服用此类食材，不失为一种调节神志疾病的有效方法。崔社通、王欣、刘持年认为甘麦大枣汤主治心阴不足、肝失所养、肝气不和之证，临床用以治疗脏躁、汗证、失眠等效果较好。

如果望文生义，百合病是因为用百合治疗此病，就称为百合病，那脏躁用小麦治疗，为什么不称为小麦病呢？所以中医学中论病，切莫随意臆之，须深究其病因病理，才能相得益彰，受益无穷。

（一）涵阳法用药简述

百　合

百合是百合科百合属多年生草本球根植物。原产于中国，主要分布在亚洲东部、欧洲、北美洲等北半球温带地区，全球已发现有至少 120 个品种，其中 55 种产于中国。近年更有不少经过人工杂交而产生的新品种，如亚洲百合、香水百合、火百合等。鳞茎含丰富淀粉，可食，亦作药用。百合味甘、微苦，性微寒。归心、肺经。功效：养阴润肺，清心安神。主治：阴虚久嗽；痰中带血；热病后期余热未清或情志不遂所致的虚烦惊悸、失眠多梦、精神恍惚；痈肿；湿疮。

《本草经疏》曰："百合，主邪气腹胀。所谓邪气者，即邪热也。邪热在腹故腹胀，清其邪热则胀消矣。解利心家之邪热，则心痛自瘳。肾主二便，肾与大肠二经有热邪，则不通利，清二经之邪热，则大小便自利。甘能补中，热清则气生，故补中益气。清热利小便，故除浮肿、胪胀，痞满寒热，通身疼痛。乳难，足阳明热也；喉痹者，手少阳三焦、手少阴心家热也；涕、泪，肺肝热也；清阳明三焦心部之热，则上来诸病自除。"

《本草述》曰："百合之功，在益气而兼之利气，在养正而更能去邪，故李氏谓其为渗利和中之美药也。如伤寒百合病，《要略》言其行住坐卧，皆不能定，如有神灵，此可想见其邪正相干，乱于胸中之故，而此味用之以为主治者，其义可思也。"

《本经逢原》曰："百合，能补土清金，止咳，利小便。仲景百合病，兼地黄用之，取其能消瘀血也。《本经》主邪气腹胀心痛，亦是散积蓄之邪……其曰利大小便者，性专降泄耳。其曰补中益气者，邪热去而脾胃安矣。"

现代药理研究证实，百合有镇咳祛痰、镇静、滋阴润肺、强壮、抗癌作用。该品所含秋水仙碱能抑制癌细胞的增殖。不过秋水仙碱是一种毒性很强的生物碱，所以不能过量食用。

地　黄

地黄系玄参科植物地黄的新鲜或干燥块根，为常用大宗中药材，全国各地均有栽培，主产区为河北、河南、山西、山东。秋季采挖，除去芦头、须根及泥沙，鲜用或炮制后用。分为鲜地黄、干地黄和熟地黄。性味：鲜地黄味甘、苦，性寒。干地黄味甘，性寒。熟地黄味甘，性微温。归经：鲜地黄归心、肝、肾经。干地黄归心、肝、肾经。熟地黄归肝、肾经。功效：鲜地黄清热生津，凉血止血。干地黄清热凉血，养阴生津。熟地黄补血滋阴，益精填髓。主治：鲜地黄用于治疗热病伤阴，舌绛烦渴，温毒发斑，吐血，衄血，咽喉肿痛。干地黄用于治疗热入营血，温毒发斑，吐血，衄血，热病伤阴，舌绛烦渴，津伤便秘，咽喉肿痛。熟地黄用于治疗血虚萎黄，心悸怔忡，月经不调，崩漏下血，肝肾阴虚，腰膝酸软，骨蒸潮热，盗汗遗精，内热消渴，眩晕，耳鸣，须发早白。

《本草纲目》曰："生地黄（诸经血热，滋阴退阳。蜜丸服，治女人发热成劳。蜜煎服，治小儿壮热，烦渴昏沉）。熟地黄（血虚劳热，产后虚热，老人虚燥。同生地黄为末，姜汁糊丸，治妇人劳热）。"

《本经逢原》曰："生地黄治心热手心热，益肾水，凉心血，其脉洪实者宜之。若脉虚者，则宜熟地黄。"

现代药理研究证实，地黄具有抗癌、抗老年性痴呆、降血糖、降血脂、抗肝炎病毒、缓泻、抗菌消炎、利尿、解痉、抑制毛细血管通透性等作用。

浮　小　麦

浮小麦为禾本科小麦属植物小麦的干燥轻浮瘪瘦的果实。全国产麦地区均有生产。其味甘，性凉。归心经。其具有益气、除热、止汗之功效，常用于治疗骨蒸劳热，自汗盗汗。

《本草汇言》曰："卓登山氏曰，此药系小麦之皮，枯浮无肉，体轻性燥，善除一切风湿在脾胃中。如湿胜多汗，以一二合炒燥，煎汤饮，立止。倘属阴阳两虚，以致自汗、盗汗，非其宜也。"

《本经逢原》曰："浮麦，能敛盗汗，取其散皮腠之热也。"

知 母

知母是多年生草本植物知母的干燥根茎。我国各地都有栽培，主产地为河北。味苦，性寒。归肺、胃、肾经。功效：清热泻火，滋阴润燥。主治：热病烦渴，肺热燥咳，骨蒸潮热，内热消渴，肠燥便秘。本品性寒质润，有滑肠作用，故脾胃虚寒、大便溏泄者忌服。

《神农本草经》曰："主治消渴，热中，除邪气，肢体浮肿，下水，补不足，益气。"

《千金翼方》曰："疗伤寒久疟烦热，胁下邪气，膈中恶及风汗内疸。"

《医学启源》曰："《主治秘[要]》云……作利小便之佐使……肾[经]本药。上头引经，皆酒炒。刮去毛，里白者佳。"

《本草纲目》曰："肾苦燥，宜食辛以润之；肺苦逆，宜食苦以泻之。知母之辛苦寒凉，下则润肾燥而滋阴，上则清肺金而泻火，乃二经气分药也；黄柏则是肾经血分药，故二药必相须而行，昔人譬之虾与水母，必相依附。"

《本经逢原》曰："《本经》言除邪气，肢体浮肿，是指湿热水气而言。故下文云，下水补不足，益气，乃湿热相火有余，烁灼精气之候，故用此清热养阴，邪热去则正气复矣。"

《本草正义》曰："知母寒润，止治实火。泻肺以泻壅热，肺痈燥咳宜之，而虚热咳嗽大忌。清胃以救津液，消中瘅热宜之，而脾气不旺亦忌。通膀胱水道，疗淋浊初起之结热，伐相火之邪，主强阳不痿之标剂。热病之在阳明，烦渴大汗，脉洪里热，佐石膏以扫炎燠；疟证之在太阴，湿浊熏蒸，汗多热甚，佐草果以泻脾热。统详主治，不外'实热有余'四字之范围。"

现代药理研究证实，知母具有抗病原微生物、解热、抗皮质激素、降血糖作用。另外，从西陵知母根茎中分得 β-谷甾醇治疗皮肤鳞癌、宫颈癌有较好疗效且无副作用。知母皂苷抗肿瘤的作用机制同其对细胞膜的泵的强烈抑制作用有关。知母中所含的烟酸，有维持皮肤与神经健康及促进消化道功能的作用。从知母叶中提得的杠果苷有明显的利胆作用，亦能抑制血小板聚集。

（二）涵阳法方剂简述

百合地黄汤

百合地黄汤出自《金匮要略》，为养阴清热剂，具有养阴清热、补益心肺之功效，是治疗百合病之心肺阴虚内热证的常用方剂，症见神志恍惚，意欲饮食复不能食，时而欲食，时而恶食；沉默寡言，欲卧不能卧，欲行不能行，如有神灵；如寒无寒，如热无热，口苦，小便赤，舌红少苔，脉微细。

方中百合色白入肺，养肺阴而清气热；生地黄色黑入肾，益心营而清血热；泉水清热利小便。诸药合用，心肺同治，阴复热退，百脉因之调和，病可自愈。

《金匮要略》曰："百合病不经吐下发汗，病形如初者，百合地黄汤主之。"

《金匮要略心典》曰："百合色白入肺，而清气中之热；地黄色黑入肾，而除血中之热。气血同治，百脉俱清，虽有邪气，亦必自下。服后大便如漆，则热除之验也。"

《千金方衍义》曰："百合病若不经发汗、吐、下，而血热自汗，用百合为君，安心补神，能去中热，利大小便，导涤痰积；但佐生地黄汁以凉血，血凉则热毒解而蕴结自行，故大便当去恶沫也。"

此方现在常用于神经症、癔症、自主神经功能紊乱、更年期综合征、肺结核等属心肺阴虚内热者。临床研究表明，百合地黄汤在一定浓度时有抑制肿瘤的作用。

甘麦大枣汤

甘麦大枣汤出自《金匮要略》，为安神剂，具有养心安神、和中缓急之功效。主治：脏躁。症见精神恍惚，常悲伤欲哭，不能自主，心中烦乱，睡眠不安，甚则言行失常，呵欠频作，舌淡红苔少，脉细微数。此方临床常用于癔症、更年期综合征、神经衰弱、小儿夜啼等属心阴不足、肝气失和者。

方中小麦为君药，养心阴，益心气，安心神，除烦热。甘草补益心气，和中缓急（肝），为臣药。大枣甘平质润，益气和中，润燥缓急，为佐使药。三药合用，甘润平补，养心调肝，使心气充，阴液足，肝气和，则脏躁诸症自可解除。痰火内盛之癫狂不宜使用。

《金匮要略论注》曰："小麦能和肝阴之客热，而养心液，且有消烦利溲止汗之功，故以为君。甘草泻心火而和胃，故以为臣。大枣调胃，而利其上壅之燥，故以为佐。盖病本于血，心为血主，肝之子也，心火泻而土气和，则胃气下达。肺脏润，肝气调，躁止而病自除也。补脾气者，火为土之母，心得所养，则火能生土也。"

《绛雪园古方选注》曰："小麦，苦谷也。《经》言心病宜食麦者，以苦补之也。心系急则悲，甘草、大枣甘以缓其急也，缓急则云泻心。然立方之义，苦生甘是生法，而非制法，故仍属补心。"

瓜蒌牡蛎散

瓜蒌牡蛎散出自《金匮要略》，具有生津止渴、引热下行之功效。主治：百合病渴不愈者。

方中瓜蒌根苦寒清解肺胃之热，生津止渴；牡蛎咸寒引热下行，使热不致上炎而消烁津液。如此，则津液得生，虚热得清，口渴自解。

《金匮要略》曰："百合病渴不瘥者，瓜蒌牡蛎散主之。瓜蒌牡蛎散方，瓜蒌根、牡蛎（熬）等分，上为细末，饮服方寸匕，日三服。"

《医宗金鉴》曰："与百合洗身而渴不瘥者，内热盛而津液竭也。瓜蒌根苦寒，生津止渴；牡蛎咸寒，引热下行也。"

《金匮发微》曰："瓜蒌牡蛎散方，瓜蒌根、牡蛎（熬）等份。上为细末，饮服方寸匕，日三服。百合洗方，所以润肺主之皮毛，以肺脏张翕之气，原自与皮毛之张翕相应，易于传达，譬之百川赴海，一区所受，万派同归。又惧其未也，更食煮饼以助脾阳，使里气外出，引药力内溃肺脏，而其为渴当差。其不差者，必浮阳上升，肺脏之受灼特甚也。瓜蒌根清润生津，能除肺胃燥热而濡筋脉，观柔痉用瓜蒌桂枝汤可知。牡蛎能降上出之浮阳，观伤寒柴胡龙牡救逆汤可知，合二味以为方治，即降浮阳，又增肺液，渴有不差者乎。然必杵以为散者，则以病久正气不支，药当渐进也。试观久饥之人，骤然饱食则死，徐饮米汤则生，可以知用药之缓急矣。"

《金匮要略论注》曰："渴不差，是虽百合汤洗面无益矣。明是内之阴气未复，阴气未复，由于阳亢也。故以瓜蒌根清胸中之热，牡蛎清下焦之热，与上平阳以救阴同法。但此从其内治耳，故不用百合而作散。"

《金匮要略心典》曰："病变成渴，与百合洗方而不瘥者，热盛而津伤也。瓜蒌根苦寒，生津止渴；牡蛎咸寒，引热下行，不使上烁也。"

《金匮要略方义》曰："本方所治之病，乃百合病口渴，用百合洗方治之而不愈者。盖因阴津不足，阳热上扰，只用百合溃汤外洗，润其外而不清其内，内热不降则阴津不生，故口渴不愈，当以清热生津之品治之。方中用瓜蒌根清热润燥，生津止渴；佐以牡蛎益阴潜阳，以降虚热。《名医别录》谓牡蛎'主虚热去来不定，烦满心痛，气结，止汗，止渴'。今与瓜蒌根配伍，共奏益阴潜阳、润燥止渴之效。对于百合病阴虚内热，虚阳上浮而只见口渴者，用之为宜。"

滑石代赭汤

滑石代赭汤出自《金匮要略》，由百合 7 枚（擘），滑石 9 克（碎，绵裹），代赭石（如弹子大）1 枚（碎，绵裹）组成，功效：养阴利水，和胃降逆。主治百合病误下后伤阴，小便减少，气逆呕吐者。

（三）与涵阳法相关的医案

例 1

王某，女，13 岁。1960 年 4 月 15 日，患者在看解剖尸体时受惊吓，随后因要如厕跌倒在厕所内，经扶起被抬到医院治疗。据代述查无病，到家后颈项不能竖起，头向左右转动，不能说话，问其痛苦，亦不知答。曾用镇静剂 2 日无效，转来中医诊治。脉浮数，舌赤无苔，无其他症状，当即以百合病处理。百合 7 枚，知母 4.5 克。服药 1 剂后，颈项已能竖起十分之七，问她痛苦亦稍知道一些，左右转动也减少，但仍不能说话。再服 1 剂，颈项已能竖起，不向左右转动，自称口干燥大渴。改用瓜蒌牡蛎散，服 1 剂痊愈（吴才伦医案）。

按语： 本案病起于惊吓，症如鬼神所作，故断为百合病。因脉来浮数，舌赤无苔，示其阴虚有热，故选百合知母汤以滋阴清热。后口干燥大渴，显为津伤已甚，改投瓜蒌牡蛎散，则正中其鹄，果 1 剂而愈。

例 2

患者，男，50 岁。欲卧不能卧，欲行不能行，1 个月来时寒战，时发热，时昏睡，时惊叫，时而能食，进而汤水不能下咽，大便硬，尿如血水，涓滴作痛。经县医院检查，诊断为结核性脑膜炎及慢性肾盂肾炎。此证颇与百合病相似，用百合地黄汤治疗，日服1剂。10日后病情好转，再用瓜蒌牡蛎散加减出入，服药30余剂后，诸症消失，至今6个月，一切情况良好（贺德震医案）。

按语： 百合地黄汤为治百合病之主方，用之得当，则历验不爽。

例3

吴某，女，44岁。1984年5月5日初诊。患者自述5个月前因吵架而情志受挫折，胸闷乳胀，周身瘫软乏力，欲行无力，终日烦扰，口干而渴，思食难进，欲言懒语，如寒无寒，似热而无热。西医诊为神经症，服用镇静安眠药未效，后请中医诊治，服百合地黄汤10余剂，病情有所缓解。近日又感风寒，发热达39℃，心中烦热，一医给服解热发汗药后，口干苦，渴甚。化验血糖、尿糖均正常。患者头晕目眩，默默无言，时觉有热，小溲深赤，舌红少苔，脉浮数。诊为百合病，治拟清热润燥、生津止渴，方用瓜蒌牡蛎散合百合知母汤治之，并嘱怡情养性。经先后用本方加减治疗两个半月，渴止神安，一如常人（秦书礼医案）。

按语： 本案百合病以"渴甚"为突出症状，又见舌红少苔、烦热，显为阴虚之热，津伤已甚，以瓜蒌牡蛎散治疗是正确之法，又佐以百合知母汤，则疗效更佳。

例4

刘某，男，43岁。1977年2月26日初诊。患者于20余日前患上呼吸道感染，高热数日，后汗出热退。伴有头痛，口苦，心烦，小便黄赤，尤以心烦不寐日渐严重。近一周来，彻夜不眠，神志恍惚，坐卧不安，曾用中西药安神镇静，其效甚微。观其神态，不是辗转不安，就是沉默寡言。舌质红，苔薄黄，脉弦细数。投以百合地黄汤合滑石代赭汤加减。处方：百合20克，生地15克，滑石12克，知母10克，麦冬12克，茯神12克，枣仁18克，甘草3克。7剂。1周后，患者每晚可睡3～4小时，心烦不安减轻，继守前方5剂，小便已清，脉细，舌稍红，每晚睡眠可达4～5小时。前方去知母、滑石、麦冬，加扁豆、陈皮理脾健胃，10剂。前后经1个月调治，诸症悉平（夏学传医案）。

按语： 所见之症，乃心肺阴虚火旺、神魄不得内藏所致，故以百合地黄、滑石代赭之剂，以养心润肺，安神定魄，待心肺润养，神魄得以敛藏，则不寐、恍惚自愈。

例5

张某，男，69岁。1995年3月14日初诊。患者鼻腔干燥，吸气不畅2年，伴有双目干涩感。查见：鼻中隔肥厚，左侧有嵴突，黏膜充血而干。舌苔薄，脉细。杖国之年，金枯肺燥。治从养阴润燥。处方：百合10克，生地10克，玄参10克，知母10克，玉竹10克，桑白皮10克，柿霜10克，麦冬10克，白芍6克，桔梗6克。7剂。

二诊：药进6剂，干燥面觉滋润，涕仍不多，时夹血丝。查见：鼻黏膜充血，舌苔薄微黄。此金枯必燥，肺热乃血。治宗前旨，参以凉营止血。原方减玉竹、白芍、桔梗，加赤芍、丹皮各6克，芦根30克。7剂。

按语： 本例干燥性鼻炎多因年老津枯、鼻窍失养所致。其治取仲景之方，收效非同一般。本方用于治疗干燥性咽炎、萎缩性咽炎，其效亦佳。

（归纳整理：陶华清　彭　博）

三十一、破 阳 法

破，有推天破局、推倒重来的意思。阳气与血、水、津液关系密切，有形的血液变瘀块，水变为饮，津化为痰，与阳气相搏，阻塞气道，所有治法是不能见效的。惟有"破"字当头，大破才能大立，阳气才能畅通无阻。故破阳法是紧急关头用法，是非常之法，不到万不得已不得用之。

咳逆上气，痰壅气闭，但坐不得眠，咳唾不爽，稠黏如胶，胸满或痛连胸胁，大便难，苔腻，脉滑，此时非用皂荚丸消胶痰不可。胶痰除，气道通，阳气自复。有形水饮停于胸胁之间，胸中阳气被遏，心下痞硬而满，牵引胸胁疼痛，呼吸短气，此时非用十枣汤之甘遂、芫花、大戟峻剂逐水不可。水饮破逐，津液恢复，阳气自可畅通无阻矣。阴寒阻塞，内有痰饮作祟，气道不通，阳气被遏，用温散诸法均不奏效，患者胸痛喘逆，上气不接下气，情势危急，非三物白散用巴豆破寒搜邪不可。寒破邪逐，阳气来复。血蓄下焦，阻挡阳气，阳气被遏，其人发狂，病重且急，非抵当汤及丸破血复阳不可，其方中水蛭、虻虫非一般活血药，是典型的破除血块之峻药。破阳法是秘固阳气治疗方法中的霸气侧漏之法，非一般治疗方法可比，临床上遇到有形之实邪相阻，阳气被遏，生命处于紧急生死关头，破阳法可挽大厦于欲倾。

破阳法使用的时机往往是病情危笃、发病急骤，很是考验医者的胆识。诚如前贤岳美中所言"治急性病要有胆有识，治慢性病要有方有守"。因为医生对急性病有胆有识，能迅速地抓住现症特征，迎头痛击，因势利导，以解除患者病痛。对于慢性病有方有守，方能久久为功，燮理脏腑，终以战胜疾病。倘若有胆无识，措施常是盲目的，定致鲁莽行事；有识无胆，纵有见识，畏怯不前，必致贻误病机、后悔莫及！而应用破阳法需有胆有识，当机立断，才能准确地、及时地处理好急性病。一改世人嗤言中医为"慢郎中"的偏见，就像国医大师伍炳彩常说的："谁说中医不能治急症，就是要为中医挽回点面子"。

（一）破阳法用药简述

破阳法四方即皂荚丸、十枣汤、三物白散和抵当汤及丸，目前诸医家常用抵当汤类，方中使用水蛭、虻虫破血之峻药，因水蛭在临床应用广泛，故在此简述之。

水　蛭

水蛭俗名蚂蟥，在《神农本草经》中已有记载，具有很高的药用价值，在内陆淡水水域内生长繁殖，是我国传统的特种药用水生动物，我国大部分地区的湖泊、池塘及水田中均有生产。夏、秋二季捕捉，用沸水烫死，晒干或低温干燥，主产于山东微山湖、东平湖、南阳湖等湖中，以微山湖产量最大。其干制品炮制后入药，味咸、苦，性平，有小毒，归肝经。其具有破血通经、逐瘀消癥的功效，用于治疗血瘀经闭，癥瘕痞块，中风偏瘫，跌仆损伤。

水蛭主要含蛋白质，亦含铁、锰、锌等多种微量元素。新鲜水蛭唾液中含有一种抗凝血物质名水蛭素。水蛭素对凝血酶有极强的抑制作用，是迄今为止所发现最强的凝血酶天然特异抑制剂。水蛭具有防止血栓形成并溶解血栓的作用；能降低血小板的活性，抑制血小板的释放、聚集、黏附，具有抗凝血、抗血小板的作用；能促进脑血肿和皮下血肿的吸收，减轻周围炎症和水肿，缓解颅内高压，改善局部血流循环；能影响血液流变学，降低血脂，抑制成纤维细胞增殖，保护内皮细胞，改善心血管功能；能预防急性肾小管坏死，改善肾功能；具有抗早孕及终止晚期妊娠及收缩离体子宫的作用。

（二）破阳法方剂简述

抵 当 汤

抵当汤出自《伤寒论》，"太阳病六七日，表证仍在，脉微而沉，反不结胸，其人发狂者，以热在下焦，少腹当鞕满，小便自利者，下血乃愈。所以然者，以太阳随经，瘀热在里故也，抵当汤主之"。"以热在下焦"说明病因是热与血结，病位在下焦。病在血分，与膀胱气化无关，故小便不见异常改变。"下血乃愈"突出了本证的治则，本证血热互结，瘀结较甚，或素有下焦蓄血。此瘀血蓄结在下，只有用攻瘀破血之峻剂才能攻坚逐实，所谓"血实者宜决之""其下者，引而竭之"之意，故宜用抵当汤逐血破瘀。药物组成：水蛭6克，虻虫6克，大黄9克，桃仁5克。前两者是虫类药，后两者是植物药，此方集活血药之大成，故为破血逐瘀之峻剂，非一般活血剂所能比拟。方中水蛭咸苦且平，入血分，破血逐瘀，虻虫苦而微寒，破血逐瘀，效近水蛭，而性尤峻猛。两药相配，直入血络，行血破瘀，药力峻猛，有单刀直入之势。桃仁活血化瘀；大黄泻热导瘀。四药合用，其行血破瘀之力最强，瘀血得下，诸症方愈。应注意以下两点：①若一服，瘀血不下，可更服之；②应用本方当中病即止，不可服用时间过长，体弱者、年迈者、孕妇当慎用或禁服。

成无己曰："苦走血，咸胜血，虻虫、水蛭之咸苦，以除蓄血。甘缓结，苦泄热，桃仁、大黄之甘苦，以下结热。"尤在泾曰："抵当汤中，水蛭、虻虫食血去瘀之力倍于芒硝，而又无桂枝之甘辛、甘草之甘缓，视桃仁承气汤为较峻矣。盖血自下者，其血易动，故宜缓剂，以去未尽之邪；瘀热在里者，其血难动，故须峻药，以破固结之势也。"

抵当汤为"血热互结于下"的三方之一，此证为太阳之邪随经入腑，血热互结于下，而成太阳病蓄血证。刘渡舟认为"其证轻者，则见少腹急结，其人如狂等症，治用桃核承气汤；若蓄血重者，则少腹硬满，其人发狂，小便自利，或周身发黄，治疗用抵当汤；若其人热与血瘀均轻，但少腹胀满而不硬痛，亦不见发狂等症者，则用抵当丸治疗"。所以要用好抵当汤，就要先读懂太阳病蓄血证。

（三）与破阳法相关的其他治疗

水蛭可用于治疗各种血栓疾病，尤其是静脉血栓和弥散性血管内凝血的治疗，亦可用于外科手术后预防动脉血栓的形成，预防溶解血栓后或血管再造后血栓的形成。研究还表明，水蛭在肿瘤治疗中也能发挥作用，能阻止肿瘤细胞的转移，已证明有疗效的肿瘤如纤维肉瘤、骨肉瘤、血管肉瘤、黑色素瘤和白血病等。水蛭素还可配合化学治疗和放射治疗，可促进肿瘤中的血流而增强疗效。

抵当汤及丸临床广泛用于治疗前列腺炎、前列腺增生、脑梗死、冠心病、糖尿病、静脉炎等疾病，收效良好。

（四）与破阳法相关的医案

例1

常熟鹿苑钱钦伯之妻，经停九月，腹中有块攻痛，自知非孕。医予三棱、莪术多剂，未应。当延陈葆厚先生诊。先生曰：三棱、莪术仅能治血结之初起者，及其已结，则力不胜矣。吾有药能治之。顾药有反响，受者幸勿骂我也。主人诺。

当予抵当丸三钱，开水送下。入夜，病者在床上反复爬行，腹痛不堪，果大骂医者不已。天将旦，随大便，下污物甚多。其色黄白红夹杂不一，痛乃大除。次日复诊，陈先生诘曰：昨夜骂我否？主人不能隐，具以情告。

乃予加味四物汤，调理而瘥。曹颖甫曰：痰饮证之有十枣汤，蓄血证之有抵当汤及丸，皆能斩关夺隘，起死回生。近时岐黄家往往畏其猛峻，而不敢用，即偶有用之者，亦必力为阻止，不知其是何居心也。

某年，余诊一男子，少腹胀痛，小便清长，且目不识物。论证确为蓄血，而心窃疑之。

乃姑投以桃核承气汤，服后片时，即下黑粪，而病证如故。再投2剂，加重其量，病又依然，心更惊奇。因思此证若非蓄血，服下药3剂，亦宜变成坏病。若果属是证，何以不见少瘥，此必药轻病重之故也。时门人章次公在侧，曰：与抵当丸何如？余曰：考其证，非轻剂可疗，乃决以抵当汤下之。服后，黑粪挟宿血齐下。更进1剂，病者即能伏榻静卧，腹胀平，痛亦安。

知药已中病，仍以前方减轻其量，计虻虫二钱，水蛭钱半，桃仁五钱，川军五钱。后复减至虻虫、水蛭各四分，桃仁、川军各钱半。由章次公调理而愈（曹颖甫医案）。

例2

金某，女，38岁。患者自述以往月经周期在30天左右，但目前已3个多月未来月经，曾于某医院经妇科就诊，给口服黄体酮胶囊治疗，每晚2粒，连续服用6天而月经仍未来潮，并且出现半夜间腹痛致醒的现象，遂住院检查。排除早孕，妇科B超及有关化验均无异常。医院又改用肌内注射黄体酮，每日1支，连续注射3天，月经仍不至，遂前来就诊。询问得知该患者既往有痛经史，经色暗黑而块多，块下腹痛减，查其舌白，质嫩而暗，尖有红点，脉沉弦细无力。诊为经闭不行，乃血瘀兼气血偏虚所致，治以活血化瘀兼补气血之法。

方以抵当汤合过期饮加减：生水蛭 9 克，生大黄 6 克，虻虫 6 克，䗪虫 9 克，桃仁 9 克，当归 15 克，川芎 9 克，赤芍 15 克，生地 12 克，香附 9 克，莪术 9 克，桂枝 6 克，木瓜 6 克，木通 6 克，益母草 30 克，太子参 30 克，生黄芪 30 克，炙甘草 6 克。7 剂，水煎服。

二诊时患者诉服药后第 2 天月经来潮，且无经行腹痛现象（裴永清医案）。

例 3

马某，男，34 岁。患者有精神分裂症多年，因病症发作而前来诊治。刻诊：心胸烦热，失眠多梦，烦躁不安，大便干结五六日 1 次，口唇暗紫，舌下静脉怒张明显，舌质较暗，苔薄黄略腻，脉沉略涩，遂辨为瘀热扰动心神证。

给以抵当汤加味：桃仁 12 克，大黄 9 克，水蛭 10 克，虻虫 10 克，芒硝 3 克，黄连 15 克，朱砂 2 克（冲服），生甘草 10 克。6 剂，每日 1 剂，水煎 2 次合并分 3 次服，并继续服用西药如地西泮等。

二诊时患者心烦急躁明显好转，大便通畅，又以前方 6 剂，病症基本得以控制，守前方治疗 40 余剂。

为了巩固疗效，复将前方改汤剂为丸剂，每丸 6 克，每日 2 次，又治疗半年余。至今已 3 年，病症未再明显发作，若欲发作，即服用前方 6 剂以控制病情。

参 考 文 献

曹颖甫，2014. 经方实验录[M]. 北京：中国医药科技出版社：196-198.

郝万山，2008. 郝万山伤寒论讲稿[M]. 北京：人民卫生出版社：1-326.

裴永清，2016. 裴永清医案医话[M]. 北京：学苑出版社：125.

王付，2017. 经方学用解读[M]. 郑州：河南科学技术出版社：136-137.

中国医学科学院药物研究所，2010. 中草药现代研究[M]. 北京：中国协和医科大学出版社：112-115.

（归纳整理：彭　博）

三十二、通 阳 法

通阳法针对的阳气病变是阳气不通。人之阳气总统一身脏腑经络，运行全身，旋转气机，起着温煦、推动、营养脏腑经脉，化生精血津液的作用。阳气功能正常，可温煦、推动脏腑功能，有助于气血津液的化生和正常运行；反之，由于各种致病因素导致阳气阻塞壅滞，必然使阳气不足或功能减退，以致脏腑功能失调，气血津液化生不足，代谢障碍，水气、痰饮、瘀血等病理产物阻滞脏腑经脉而发病。由此可见，阳气不通可以贯穿于疾病发生发展的全过程。阳气不通可以导致水饮痰瘀，而水饮痰瘀又会加重阳气不通，故而阳气不通是疾病发生发展的关键。临床上对于许多不好解释的疑难怪病，如用阳气不通理论来解释就可以清晰明了，进而调整治疗思路，有助于提高疾病的诊疗水平。通阳二字最早见于《中藏经》，"灸，则起阴通阳"。用灸法通阳，是通阳的起源手段。汉代张仲景在《伤寒杂病论》中运用通阳法治疗各种伤寒杂病，虽未言明通阳之法，但已行通阳之实。通阳第一方五苓散，众多利水药中不加行气药，独用一味桂枝通阳化气，使水津四布，五经并行，妙不可言。叶天士的利小便通阳说即出此方。少阴病，四肢逆冷，阳气阻于四肢关节，独推四逆散旋转肝脾气机，解除阳气阻滞危机，可谓是"围魏救赵"之举。有人问四逆散疏理肝脾气郁，小柴胡汤亦可以解郁，是否也可以归于通阳法？其实小柴胡汤之"和"与四逆散之"通"是两个概念不一样的名词，通法是心无旁骛，直奔主题；和是和稀泥，表面上牵高扯低，实际上是调和胃气以暗助阳气。除非小柴胡汤中不用生姜、大枣，还可以稍作变通，但方中人参又如何处置呢？白通汤、通脉四逆汤在阴阳两拒、阳越欲亡之关键时刻，藉葱白交阳入阴，使阴阳两和，属画龙点睛之神来之笔。肝着之旋覆花汤、肾着之甘姜苓术汤、胃着之茯苓甘草汤、心着之桂枝去芍药加麻黄细辛附子汤、脾着之桂枝加大黄汤、肺着之桔枳姜汤和茯苓杏仁甘草汤，这一系列"着"病的立法选方就是立足于一个"通"字。通什么？就是依据脏腑病位的不同，通有关脏腑的阳气。

着是气病，着久不愈，则转化为痹阻，用药随之转换。血痹用黄芪桂枝五物汤，进一步加重用当归四逆汤，再重则用当归四逆加吴茱萸生姜汤。胸痹则用瓜蒌薤白白酒汤这一系列开胸通阳方剂。心痹脉促胸满，病势危急，赶紧用桂枝去芍药加附子汤。肢痹疼痛，脚肿如脱，桂枝芍药知母汤主之。

如果有形痰涎水饮阻塞阳气，上者瓜蒂散吐之，下者三物白散排之，中者大陷胸汤除之，如此等等，不一而足，总以阳气通畅为首务。

所以说，张仲景用通阳法治疗各种阳气不通疾病，开创了用通的手段秘固阳气的先河。

真正发展和完善了通阳法，还是清代叶天士，叶氏《临证指南医案》逐渐完善了通阳法的理法方药。理论上，叶氏认为"阳气窒闭，浊阴凝痞"。近代丁甘仁在此基础上进一步诠释，"阳气不到之处，即浊阴凝聚之所"。检视叶氏通阳病例，病因多由内生或外感寒湿遏阳，以致阳光窒塞，阴霾弥漫。如上焦肺卫不展之胸痹、咳喘；中焦脾胃阳气壅滞之呕吐、反胃、痞满、噎膈、腹痛、臌胀；下焦肾阳开阖失司之淋、癃、腰痛及外邪滞留之痹痛麻木等，这些病症的共同特点就是不通。治疗上叶氏认为"通阳必用辛热"，喜用附子、干姜及姜汁。同时叶氏还引申发挥仲景"治湿不利小便非其治也"的见解，提出"通阳不在温而在利小便"的观点，认为湿为阴邪，用甘淡渗湿之品可以使湿邪从小便排出，湿邪去则三焦气机宣展，阳气通畅，气化复常。最令人叫绝的是叶氏提出"形脉不足，以柔药温养""阴药呆钝，桂附劫液，通阳柔剂为宜"的柔剂养阳观点，完善了通阳疗法。其善用肉苁蓉、归尾、柏子仁、远志、枸杞子、茯苓、小茴香等柔剂通阳，使辛热不伤阴血，补血无碍祛寒，对治疗长期缠绵不愈的类风湿关节炎、腰椎病变甚至癌症，有极大的临床指导意义。叶氏柔剂养阳虽属创新，其实其出处仍是源于仲景《伤寒杂病论》。根据《素问·生气通天论》"阳气者，精则养神，柔则养筋"理论，芍药甘草汤及芍药甘草附子汤治疗脚挛急，正是柔剂通阳的典范。后世反复说酸甘化阴以养肝，实际是未能正确理解芍药的功能。芍药一味在古书中说其能"通血脉"，一个通的药物，衍化到现代，几乎都没有人提了，反而当作补的药在用，真令人嗟叹。像桂枝茯苓丸、当归芍药散这些在妇科通血化瘀止痛方面效果极为明显的方剂，你能够解释芍药是在其中起到酸收的作用吗？碰到明显的瘀血证，还要说酸收，怎能自圆其说，使人信服呢？

（一）通阳法用药简述

泽 泻

泽泻为泽泻科植物泽泻的干燥块茎。泽泻产于福建、广东、广西、四川等地。其有利水渗湿、泻热通淋的功效。主治小便不利，热淋涩痛，水肿胀满，泄泻，痰饮眩晕，遗精。据《本草经集注》记载，泽泻畏海蛤、文蛤。肾虚精滑者忌服。

《名医别录》曰："扁鹊云，多服病患眼。"

《医学入门》曰："凡淋、渴、水肿，肾虚所致者，不可用。"

《本草经疏》曰："病人无湿无饮而阴虚，及肾气乏绝，阳衰精自流出，肾气不固精滑，目痛，虚寒作泄等候，法咸禁用。"

《神农本草经》曰："主治风寒湿痹，乳难，消水，养五脏，益气力，肥健。"

《名医别录》曰："补虚损五劳，除五脏痞满，起阴气，止泄精、消渴、淋沥，逐膀焦停水。"

《药性论》曰："主肾虚精自出，治五淋，利膀胱热，宣通水道。"

《日华子本草》曰："治五劳七伤，主头眩、耳虚鸣，筋骨挛缩，通小肠，止遗沥、尿血。"

《医学启源》曰："治小便淋沥，去阴间汗。《主治秘诀》云：去旧水，养新水。"

泽泻的主要化学成分是三萜及倍半萜类成分，还含有二萜、植物甾醇、挥发油、生物碱、天门冬素、甾醇苷、脂肪酸、蛋白质及淀粉等化学成分，能够利小便，消水肿，渗泄止渴。现代研究表明，泽泻具有抗血栓、降血脂、降低血黏度、抗动脉粥样硬化、延缓衰老、利尿、解痉、保肝、抗炎、免疫调节、降血糖等功效。

桂　枝

桂枝为本品为樟科植物肉桂的干燥嫩枝，主产于广东、广西及云南，生用。其味辛、甘，性温。归心、肺、膀胱经。其有发汗解肌、温通经脉、助阳化气的功效，用于风寒感冒；寒凝血滞诸痛证；痰饮，蓄水证；心悸，奔豚。本品辛温助热，易伤阴动血，凡外感热病，阴虚火旺、血热妄行等证，均当忌用。孕妇及月经过多者慎用。

《医学启源》云："去伤风头痛，开腠理，解表，去皮风湿。"

《本草经疏》云："实表祛邪。主利肝肺气，头痛，风痹骨节挛痛。"

《药品化义》云："专行上部肩臂，能领药至痛处，以除肢节间痰凝血滞。"

《本草备要》云："温经通脉，发汗解肌。"

《本草再新》云："温中行血，健脾燥胃，消肿利湿。治手足发冷作麻、筋抽疼痛，并外感寒凉等症。"

现代药理研究表明，桂枝的主要成分为桂皮醛等。桂枝醇提取物在体外能抑制大肠杆菌、枯草杆菌及金黄色葡萄球菌，对白色葡萄球菌、志贺氏菌、伤寒和副伤寒杆菌、肺炎球菌、产气杆菌、变形杆菌、炭疽杆菌、沙门氏菌、霍乱弧菌等亦有抑制作用。桂枝还有抗病毒作用及利尿作用。

（二）通阳法方剂简述

五　苓　散

药物组成：猪苓9克，泽泻15克，白术9克，茯苓9克，桂枝6克。五苓散具有利水渗湿、温阳化气之功效。主治膀胱气化不利之蓄水证。治宜利水渗湿为主，兼以温阳化气之法。方中重用泽泻为君，以其甘淡，直达肾与膀胱，利水渗湿。臣以茯苓、猪苓之淡渗，增强其利水渗湿之力。佐以白术健脾以运化水湿。《素问·灵兰秘典论》曰："膀胱者，州都之官，津液藏焉，气化则能出矣。"膀胱的气化有赖于阳气的蒸腾，故方中又佐以桂枝温阳化气以助利水，解表散邪以祛表邪，《伤寒论》示人服后当饮暖水，以助发汗，使表邪从汗而解。

（三）与通阳法相关的其他治疗

尿潴留是临床上常见并发症之一，主要表现为小便不利，少腹胀满，甚至小便闭塞不通，排尿困难。本病的病位在膀胱，膀胱气化不利是导致本病的直接原因。而膀胱的气化又与三焦密切相关，其中尤以下焦最为重要。可选用气海、关元、肾关、足三里等温针灸治疗本病。

（四）与通阳法相关的医案

张某，女，30岁，2016年5月18日初诊。患者口渴、咽中似有痰阻10天。欲热饮，饮水再多仍不解渴，尿少，脉浮数，咽中似有痰阻，咳吐不净，舌质正常，苔白。太阳经邪未尽，水液气化不利。

治以五苓散原方：桂枝 30 克，茯苓 30 克，泽泻 20 克，猪苓 30 克，白术 20 克。3 剂。1 周后联系告知，服药已愈。

参 考 文 献

程士德，孟景春，1988. 内经讲义[M]. 上海：上海科技出版社：10-54.
丁甘仁，2007. 丁甘仁医案[M]. 北京：人民卫生出版社：1-58.
华佗，2007. 中藏经[M]. 北京：人民卫生出版社：1-106.
李培生，刘渡舟，1985. 伤寒论讲义[M]. 上海：上海科学技术出版社：1-22.
叶天士，2011. 临证指南医案[M]. 北京：中国医药科技出版社：19.

（归纳整理：刘　芳）

三十三、化 阳 法

化，变化的意思，于不知不觉中发生变化，使事物向好的方面发展，是人们追求的最高境界。"化"字用在化阳法里，主要是针对湿邪犯表，一身尽痛而言。湿为阴邪，易伤阳气；湿性黏腻，易阻气机。汗之易更伤阳气，燥之易化热入里。治疗宜选轻清宣化之化阳法，于无形中助阳化湿，于举手间湿祛表解，阳气流畅。《金匮要略》曰："病者一身尽疼，发热，日晡所剧者，名风湿。此病伤于汗出当风，或久伤取冷所致也，可与麻黄杏仁薏苡甘草汤。"方中麻黄 1.5 克，炙甘草 3 克，薏苡仁 1.5 克，杏仁 10 个（约合 3 克）。麻黄、炙甘草助阳复阳，杏仁合麻黄宣化透表，薏苡仁祛湿，特别是方中各药分量奇轻，潜移默化中湿化阳复，属典型的轻清化阳法代表方。当然，治病也不是一成不变的，如果湿邪犯人，患者体质强壮，阳气旺盛，化阳法轻剂可能效力不逮，则用化阳法正方，即麻黄加术汤治之。方中麻黄、桂枝得白术，虽发汗而不致过汗伤阳；白术得麻黄、桂枝，能并行表里之湿，使湿去阳复，可谓深谙化阳之旨。若湿重阳伤，则予化阳法重剂治之，如桂枝附子汤、白术附子汤、甘草附子汤直接化湿复阳，可收全功。

化阳法选择用重剂桂、附治疗湿病时，这个"化"字，几乎就没有技巧了，燥湿的意图就摆在明面上了。之所以要这样提，关键是治病最终目的是疗效，效果好了，不必拘泥、花里胡哨。

（一）化阳法用药简述

麻 黄

麻黄为麻黄科植物草麻黄、中麻黄或木贼麻黄的干燥草质茎。主产于吉林、辽宁、内蒙古、河南、河北、山西及陕西等地。其性温，味辛、微苦，有发汗散寒、宣肺平喘、利水消肿的功效，可治疗风寒感冒、胸闷喘咳、风水浮肿、支气管哮喘等病症。因麻黄发汗力强，故外感风寒轻证、心悸、失眠、肺虚咳喘等均应忌用或慎用。老人、体虚者及小儿宜用麻黄绒。

《神农本草经》曰："主治中风伤寒头痛，温疟，发表出汗，去邪热气，止咳逆上气，除寒热，破癥坚积聚。"

《名医别录》曰："通腠理……解肌。"

现代药理研究表明，麻黄主要成分为多种生物碱，如麻黄碱、伪麻黄碱、麻黄次碱等，另含挥发油、黄酮类化合物，麻黄挥发油有发汗作用，麻黄碱能使处于高温环境下的人汗腺分泌增多、增快。麻黄挥发油对流感病毒有抑制作用。其甲醇提取物有抗炎作用。其煎剂有抗病原微生物作用。麻黄碱和伪麻黄碱均有缓解支气管平滑肌痉挛的作用。麻黄碱能兴奋心脏，收缩血管，升高血压，对中枢神经有明显的兴奋作用，可引起兴奋、失眠、不安。伪麻黄碱有明显的利尿作用。西医的感冒药中多含麻黄碱及伪麻黄碱类药物。

桂　枝

桂枝为樟科植物肉桂的干燥嫩枝，主产于广西、广东及云南等地。春、夏季剪下嫩枝，晒干或阴干，切成薄片或小段用。桂枝味辛、甘，性温，入肺、心、膀胱经。本品味辛性温，能发汗解肌，味甘而缓，其发汗之力较麻黄温和，凡外感风寒，无论表实、表虚均可应用。本品辛温，能温通经脉，散寒止痛，用于治疗寒凝血滞诸痛证。本品甘温而能运脾化湿，又入膀胱经而能温阳化气，以行水湿痰饮之邪，用于治疗痰饮、蓄水证。现代药理研究显示桂枝煎剂有降温、解热作用；煎剂及醇浸对金黄色葡萄球菌、伤寒杆菌、流感病毒等均有抑制作用；所含挥发油能刺激汗腺、扩张血管，还能利尿、强心、止咳、祛痰等；所含桂皮醛有镇痛、镇静、抗惊厥作用。

白　术

白术为菊科苍术属多年生草本植物白术的结节状根状茎，主产于江苏、浙江、福建、江西、安徽、四川、湖北及湖南等地。白术味苦、甘，性温，归脾、胃经，具有健脾益气、燥湿利水、止汗、安胎功效，用于治疗脾虚食少，腹胀泄泻，痰饮眩悸，水肿，自汗，胎动不安等。

现代药理研究表明，白术具有利尿、降血糖、健脾胃、提高免疫力、抗凝血、扩血管、抗肿瘤、抗菌、促进造血功能、促进蛋白质合成、对呼吸有短暂的兴奋等作用。

杏　仁

杏仁为蔷薇科植物杏或山杏等味苦的干燥种子，主产于我国北部地区，夏季果实成熟时采摘，除去果肉及核壳，取种仁，晾干。杏仁有祛痰止咳平喘、润肠、下气开痹的功效。主治外感咳嗽，喘满，伤燥咳嗽，寒气奔豚，惊痫，胸痹，食滞脘痛，血崩，耳聋，肿胀，湿热淋证，疥疮，喉痹，肠燥便秘等。

现代药理研究显示杏仁具有抗炎、镇痛、镇咳平喘、降血压、抗癌等作用。过量服用苦杏仁可发生中毒，表现为眩晕、突然晕倒、心悸、头疼、恶心呕吐、惊厥、昏迷、发绀、瞳孔散大、对光反应消失、脉搏弱慢、呼吸急促或缓慢而不规则。若不及时抢救，可因呼吸衰竭而死亡。中毒者内服杏树皮或杏树根煎剂可以解救。

薏　苡　仁

薏苡仁为禾本科植物薏苡的干燥成熟种仁，秋季果实成熟时采割植株，晒干，打下果实，再晒干，除去外壳、黄褐色种皮和杂质，收集种仁。薏苡仁味甘、淡，性凉，归脾、胃、肺经，具有健脾渗湿、除痹止泻、清热排脓等功效，临床用于治疗泄泻、筋脉拘挛屈伸不利、水肿、脚气、肠痈、白带等症。

现代药理研究显示薏苡仁能抑制呼吸中枢，使末梢血管特别是肺血管扩张；具有抗肿瘤，降血糖、降血压，抑制骨骼肌的收缩、减少肌肉挛缩，镇静、镇痛及解热，降血钙，延缓衰老等作用。

（二）化阳法方剂简述

麻黄杏仁薏苡甘草汤

麻黄杏仁薏苡甘草汤是仲景治疗风湿所致周身疼痛的方剂，从原条文病机分析此乃风湿并重，阻滞经络，气血运行不利，卫阳不充，失于防御，风湿之邪乘虚而入，或经脉久有劳伤，复感风湿之邪。方中麻黄疏风散邪、除湿温经，杏仁宣肺卫之表、充卫通阳，薏苡仁除湿祛风兼能运脾化湿，炙甘草助阳复阳，四药合用有除风、祛湿、解表、复阳的作用。

麻黄加术汤

麻黄加术汤乃麻黄汤加生白术，用于治疗外感寒湿、恶寒发热等病症。《张氏医通》曰："用麻黄汤开发肌表，不得白术健运脾气，则湿热虽从汗泻，而水谷之气依然复为痰湿，流薄中外矣。然术必生用，若经炒焙，但有健脾之能而无祛湿之力矣。"《成方便读》曰："方中用麻黄汤祛风以发表，即以白术除湿而固里，且麻黄汤内有白术，则虽发汗而不至多汗，而术得麻黄并可以行表里之湿，即两味足以治病。况又有桂枝和营达卫，助麻黄以发表；杏仁疏肺降气，导白术以宣中；更加甘草协和表里，使行者行，守者守，并行不悖。"

桂枝附子汤、白术附子汤、甘草附子汤，均具有温经散寒、助阳化湿之效，对于阳气虚弱、不能温养、寒湿浸淫、肆虐内外者均可选用。

（三）与化阳法相关的其他治疗

轻清宣化之化阳法，以助阳化湿、祛湿解表为功，使阳气流畅，湿淫得化。体湿的人食疗保健可以用薏米红豆汤或锅巴来解决，喝一段时间薏米红豆汤之后再喝小米粥来补脾胃，久之脾健湿自化。外治法有点揉承山穴，也可以艾灸三阴交、丰隆、阴陵泉等穴祛湿健脾胃。拔火罐祛湿：拔火罐具有逐寒祛湿、疏通经络、祛除瘀滞、行气活血、消肿止痛、拔毒泻热的作用。拔罐可选择丰隆（小腿前外侧，外踝尖上 8 寸，胫骨前缘外二横指处）、足三里（小腿外侧，约在外膝眼下 3 寸，小腿骨外一横指处）。艾叶泡澡防湿疹：取新鲜艾叶 30～50 克，在澡盆中用沸水泡 10 分钟，然后取出艾叶，加凉水调至适宜水温即可沐浴，对毛囊炎、湿疹等因湿导致的病症有一定疗效。

（四）与化阳法相关的医案

张某，男，29 岁。1978 年 1 月 5 日外出办事，途中淋雨，归家之后即觉不适，次日下午先怕冷，后发热，至晚上汗出热退。住某地区医院，诊断不明，试用抗生素治疗，病未好转。于 1978 年 2 月 5 日转南昌某省级医院住院。入院后仍为每日下午 2～5 点出现先怕冷约半小时，随即发热至 38～39℃等症，问其所苦，除寒热外，无以相告，自述全身不痛，但体检及护士打针时均惊呼不已，切脉也叫痛。关节无红肿，发热时伴面红，口稍渴，欲温饮，量不多，小便略有热感，大便软，日 1～2 次。住院期间曾多方检查，除白细胞计数与中性粒细胞计数升高、血沉加快、心电图提示窦性心动过速外，余无发现，疑为败血症，经用多种抗生素配合输液、输血等治疗，仍无寸效，乃于 1978 年 4 月 25 日请中医会诊，病情如前述，苔白微腻，脉数两寸俱浮，辨证为风湿郁热。

用麻黄杏仁薏苡甘草汤加味：麻黄 5 克，杏仁 10 克，生薏苡仁 15 克，生甘草 10 克，片姜黄 10 克，海桐皮 10 克。3 剂。

二诊：药后发热退至正常，但关节反而出现红肿，口渴欲温饮，苔白微腻，脉数减，两寸仍浮。用桂枝芍药知母汤加减：桂枝 10 克，白芍 12 克，知母 10 克，白术 10 克，制附子 10 克，麻黄 5 克，生姜 3 片，甘草 5 克，防风 10 克，姜黄 10 克，海桐皮 10 克。上方连服 15 剂，关节红肿疼痛消失，化验正常，出院。

伍炳彩认为湿为阴邪，其性黏滞而不扬，喜与他邪相合，因而临床证候复杂，似是而非，常被误诊，故除一般书上所说的湿病的临床特点外，小便混浊、汗出不透、苔腻、口黏、身热足冷均是湿病的证候特点。本例患者为淋雨后发病，除久热不退外，一身尽痛，口渴欲温饮而量不多，小便有热感，苔白微腻，脉数两寸俱浮为辨证关键。《金匮要略》云："病者一身尽疼，发热，日晡所剧者，名风湿。此病伤于汗出当风，或久伤取冷所致也。可与麻黄杏仁薏苡甘草汤。"《医宗金鉴》云："风湿之热，晡所必剧。"故诊为风湿郁热。湿为阴邪，本不为热，如湿郁气分，郁久必发热。麻黄杏仁薏苡甘草汤轻清宣化，解表祛湿，方中麻黄、甘草微发其汗，杏仁、薏苡仁利气祛湿。药证相符而取效（伍炳彩医案）。

（归纳整理：张耀庭）

三十四、佐 阳 法

佐，辅助、帮助的意思。佐阳法分为正佐法、反佐法两种。像附子、干姜相配，麻黄、桂枝同方，细辛、川椒共处，用同样性味功效的中药处方，增强彼此的温阳功效，这是正佐法，如四逆汤、麻黄汤、乌梅丸及小青龙汤、大青龙汤、干姜附子汤等，增强阳气的力量，都属正佐法。但寒病中用寒药，热病中用热药，阴病中用阴药，阳病中用阳药，则属反佐法。我这里谈的主要是反佐法。《伤寒论》曰："少阴病，下利脉微者，与白通汤。利不止，厥逆，无脉，干呕，烦者，白通加猪胆汁汤主之。服汤，脉暴出者死，微续者生。"患者下利不止，厥逆无脉，是阳气衰微已达严重程度的表现，用附子、干姜回阳救逆，理所应当。但用极寒之猪胆汁入药，则令人颇费思量，恐怕今人无一敢用者。问题是古人用了，而且效果特别好。程门雪治因食蟹为病吐利交作，以致足胫筋脉拘急不伸者，每用通脉四逆加猪胆汁汤治疗。凡有猪胆汁者，则多可获救，如一时无胆汁而服通脉四逆汤者，则疗效很不理想。由此看来，猪胆汁这味佐药是绝不能缺少的。所以说佐以猪胆汁法，不是凭空想象，而是有临床依据的。

（一）佐阳法用药简述

正佐法有中药配伍"七情"中相须相使之义，根据此思想理解即可，在此不做过多讲解。下面主要讲反佐法，反佐法亦有阴中求阳之意，如前所述白通加猪胆汁汤证，是已服白通汤而下利仍不止，足见阴盛阳虚的程度相当严重，所以服通阳之剂不能奏效，相反格拒增甚，厥逆无脉，干呕而烦，正是汤药被阴邪所格拒的缘故，并非药不对证，所以仍主以白通汤，更加入苦寒之猪胆汁，取其反佐作用，使热药不致被阴寒所格拒，以冀达到回阳救逆的目的。这个反佐法，即《黄帝内经》所谓寒因寒用，甚者从之之意。遵此原则，我在三仁汤、甘露消毒丹中常加少量附子，治疗湿热病变，效果就比没加附子的好。

（二）佐阳法方剂简述

"善补阳者，必于阴中求阳，则阳得阴助而生化无穷；善补阴者，必于阳中求阴，则阴得阳升而泉源不竭"。八味肾气丸是阴中求阳的代表方剂，出自《金匮要略》"虚劳腰痛，少腹拘急，小便不利者，八味地黄丸主之"。方药组成：熟地 240 克，丹皮 90 克，山茱萸 120 克，泽泻 90 克，山药 120 克，茯苓 90 克，附子 30 克，肉桂 30 克（原方熟地为生地，肉桂为桂枝，后世均改为今方）。这八味药，非常清楚地体现了"善补阳者，必于阴中求阳"的精神。本方是补阳之剂，但是在大量补阴的基础上来补阳。用大量熟地是为了用附子，以阴中求阳。方中都是一对一对的，都是一补一泻，一温一凉，一走一守。山萸补，泽泻泻；熟地温，丹皮凉；山药健脾，茯苓利湿；附子走而不守，肉桂守而不走。方药互相制约，这就是阴阳学说的具体体现，说明了阴阳互根、阴阳相助、阴中求阳的道理。例如，油灯的油将尽时，一下加许多油，可使灯火湮灭，这时如一边加少量油，一边拨长灯捻，既添油又拨灯，灯就越来越亮。这就可帮助理解八味地黄丸于阴中求阳的道理。张景岳所创左归丸、右归丸亦体现了他自己提出的"善补阳者，必于阴中求阳；善补阴者，必于阳中求阴"的观点，这一观点对后世影响很大，但其根本还是从《金匮要略》中发散而来，可见张仲景思想之伟大。

（三）与佐阳法相关的其他治疗

佐阳法分为正佐法、反佐法两种，前者可理解为相须相使配伍，后者可理解为阴中求阳、阳中求阴之法，两者都是中医中药基本用法，不做过多讲解。

（四）与佐阳法相关的医案

例1

张某，男，86岁，住某院。1960年4月25日会诊。患者腰背酸痛，足冷，小便短而频、不畅利，大便难，口干口苦，饮水不解，舌淡少津无苔，脉象右洪大无力、左沉细无力。脉症兼参，属阴阳两虚，皆不足，治宜温肾阳滋肾阴。

以八味地黄丸加减：熟地9克，云苓6克，怀山药6克，杜仲9克（盐水炒），泽泻4.5克，熟川附子4.5克，肉桂1.5克（去粗皮、盐水炒），怀牛膝6克，补骨脂9克。水煎服，加蜂蜜30克，兑服，连服3剂。

二诊：服前方，腰背酸痛、口苦口干均减，足冷转温，大便溏，小便如前，舌无变化，原方再服3剂。

三诊：因卧床日久未活动，腰仍微痛，小便仍频，西医诊断为前列腺增生，其余无不舒感觉。腰部疼痛虽减，但仍无力，宜继续健补肾气，以丸剂缓服。处方：熟地90克，山萸肉30克，怀山药60克，泽泻30克，熟川附片30克，肉桂18克，怀牛膝30克，补骨脂60克，菟丝子60克，巴戟天30克。各研细末和匀，炼蜜为丸，每重9克，每服1丸。并每早服桑椹膏一汤匙，开水冲服，连服2剂恢复健康，至今5年多未复发（蒲辅周医案）。

例2

明代薛己的《校注妇人良方》是一本流传极广的书，计有27种刻本，他的很多医案被收录于《名医类案》中，其中相当一部分是运用八味肾气丸取胜的。故《四库全书总目提要》称"然己治病，务求本源，用八味丸、六味丸直补真阳真阴，以滋化源，实自己发之"。大家可以参看之。

参 考 文 献

邓中甲，2003. 方剂学[M]. 北京：中国中医药出版社：1-458.

中国中医研究院，2005. 蒲辅周医疗经验[M]. 北京：人民卫生出版社：89-90.

（归纳整理：彭　博）

三十五、充 阳 法

充阳法很容易被人误会为补阳法。其实，临床上疾病的发生发展远不是教科书所列的那么有规律，仲景反复强调"观其脉证，知犯何逆，随证治之"，即说明了临床医生要有应变能力。譬如《金匮要略》说"皮水为病，四肢肿，水气在皮肤中，四肢聂聂动者，防己茯苓汤主之"。既然是水气流溢在皮肤中，就用防己、桂枝、茯苓通阳化水，为什么还用补性十足的黄芪？难道不怕助水碍气吗？又如治疗黄汗的芪芍桂酒汤及桂枝加黄芪汤两个方子。众所周知，黄汗是典型的湿热交蒸、困顿脾胃所致。这里用黄芪，难道不会助湿生变吗？种种疑问，绝不是用升阳补气能解释得通的。

充，满、足及填满、装满的意思。充阳法，即将阳气充满在病变部位，使阳气能够正常发挥作用的治疗方法。这里所说的皮水、黄汗为患，须加用黄芪，说明运行在皮肤肌腠的阳气总量已经减少，加上阳气化生之源即脾胃功能又为水或湿所困，采用补阳法易碍湿助水，单纯通利水湿又恐阳气不充，水湿旋即又生。所以在利水化湿之同时，加用黄芪充阳化气，断水湿成邪之来路。

充阳法使用的药物有很多，用黄芪是一种比较简单直观的办法，也有用附子充阳的。譬如《金匮要略》中说"肠痈之为病，其身甲错，腹皮急，按之濡如肿状，腹无积聚，身无热，脉数，此为肠内有痈脓，薏苡附子败酱散主之"。肌肤甲错，属典型的阳气不能濡养皮肤所致，故用败酱草、薏苡仁排脓消肿的同时，加用附子之温去充满皮肤阳气，其症自愈矣。根据此原理，我常用此方治疗男女痤疮，疗效甚佳。男女痤疮，临床上表现并没有阳气亏虚的症状，相反很多表现为一派火热之象。用充阳法为什么有效呢？这还要从阳气分布在人体皮肤肌腠说起，皮肤肌腠出现了病变，不能单纯考虑用治邪的办法，一定要在治邪的同时，给予充阳法治疗，阳气充，万事休。

（一）充阳法用药简述

黄 芪

黄芪为豆科植物蒙古黄芪的根，主产于内蒙古、山西及黑龙江等地。春、秋季采挖，除去泥土、须根及根头，晒至六七成干，理直扎捆后晒干。黄芪性平，味甘，归肺、脾经，能补气生阳、固表止汗、利尿消肿、生津养血、行滞通痹、托毒排脓、敛疮生肌，用于治疗气虚乏力，食少便溏，中气下陷，久泻脱肛，便血崩漏，表虚自汗，气虚水肿，内热消渴，血虚萎黄，半身不遂，痹痛麻木，痈疽难溃，久溃不敛等。

《神农本草经》曰："黄芪，味甘，微温。主治痈疽，久败疮排脓止痛，大风癞疾，五痔，鼠瘘，补虚，小儿百病。一名戴糁。生山谷。"

清代张志聪《本草崇原》论述颇为精当"黄芪色黄，味甘，微温，禀火土相生之气化。土主肌肉，火主经脉，故主治肌肉之痈、经脉之疽也。痈疽日久，正气衰微，致三焦之气不温肌肉，则为久败疮。黄芪助三焦出气，以温肌肉，故可治也。痈疽未溃，化血为脓，痛不可忍，黄芪补气助阳，阳气化血而排脓，脓排则痛止。大风癞疾，谓之疠疡，乃风寒客于脉而不去，鼻柱坏而色败，皮肤溃癞者是也。五痔者，牡痔、牝痔、肠痔、脉痔、血痔，是热邪淫于下也。鼠瘘者，肾脏水毒上淫于脉，致颈项溃肿，或空或凸，是寒邪客于上也。夫癞疾、五痔、鼠瘘，乃邪在经脉，而证见于肌肉皮肤。黄芪内资经脉，外资肌肉，是以三证咸宜。又曰补虚者，乃补正气之虚，而经脉调和，肌肉充足也。小儿经脉未盛，肌肉未盈，血气皆微，故治小儿百病。"

自《神农本草经》以来，黄芪的使用已有2000多年的历史，其药效明显，获得方便，故成为百姓经常食用的纯天然品，民间流传着"常喝黄芪汤，防病保健康"的顺口溜。现代医学研究表明，黄芪有增强机体免疫功能、保肝、利尿、抗衰老、抗应激、降血压和较广泛的抗菌作用，能消除实验性肾炎蛋白尿，调节血压，增强心肌收缩力，调节血糖含量。黄芪不仅能扩张冠状动脉，改善心肌供血，增加红细胞数，抗疲劳，提高免疫功能，而且能够延缓细胞衰老的进程，增强精子活力。

（二）充阳法方剂简述

防己茯苓汤

药物组成：防己三两，黄芪三两，桂枝三两，茯苓六两，甘草二两。其具有益气健脾、温阳利水功效。主治皮水四肢肿，水气在皮肤中，四肢肌肉眴动。茯苓为君药，味甘、淡，性平，入心、肺、脾经，具有渗湿利水、健脾和胃、宁心安神的功效，可治小便不利、水肿胀满、痰饮咳逆等症。本方需注意的是，茯苓利水之功是通过健运脾肺而达到的，与其他直接利水的中药不同。在臣药中，防己利水消肿、祛风止痛，主治水肿脚气、小便不利、风湿痹痛；黄芪具有补气固表、利水退肿等功效；桂枝发汗解肌，温经通脉，助阳化气，散寒止痛。本方还使用性味平和的甘草来清热解毒，调和诸药药性，使全方共奏益气健脾、温阳利水之功。在利水化湿的同时，加用黄芪充阳化气，断水湿成邪之来路。

尤在泾在《金匮要略心典》指出"皮中水气，浸淫四末，而壅遏卫气，气水相逐，则四肢聂聂动也。防己、茯苓善驱水气，桂枝得茯苓，则不发表而反行水，且合黄芪、甘草，助表中之气，以行防己、茯苓之力也"。黄元御在《金匮悬解》中指出"阳受气于四末，皮水为病，阳衰湿旺，故四肢肿。水气在皮肤中，木郁风动，故四肢聂聂动摇。黄芪、桂枝，发营卫而达木郁，苓、甘、防己，培中土而泄水气也"。

（三）与充阳法相关的其他治疗

前面提到用薏苡附子败酱散治疗痤疮。痤疮红肿有脓头，在许多人眼里都属于由于湿热引起的内分泌失调。《素问·生气通天论》曰："汗出见湿，乃生痤痱……劳汗当风，寒薄为皶，郁乃痤。"《诸病源候论》曰："面疱者，谓面上有风热气生疱，头如米大，亦如谷大，白色者是。"以上均认为肺部的风热导致痤疮的发生。其实临床上痤疮有寒热之分，治疗亦可分为六经辨证。太阳病证方证用葛根汤、麻黄杏仁薏苡甘草汤、五苓散、葛根黄芩黄连汤等；阳明病证方证用调胃承气汤、泻心汤类、茵陈蒿汤、桔梗汤和排脓汤、排脓散等；少阳病证方证用小柴胡汤、四逆散等；太阴病证方证用理中汤类、薏苡附子败酱散、当归芍药散等；少阴病证方证用四逆汤、真武汤等；厥阴病证方证用乌梅丸。我在临床上碰到不少患者在别的地方吃了不少清热解毒的中药，但痤疮还是没好，甚则加重，十分苦恼。四诊合参之后，我发现患者实际属于寒性痤疮，大多为虚寒，或由体质引起，或由病久伤阳而发，大多有以下特点：位置多为面部鼻唇周围（多见半表半里证），脓包虽红但无白头，多迁延日久颜色偏暗，舌胖苔白，脉弦细沉迟等。这些都是体内阳气不足造成的，需要补其阳气及卫气，才能达到治本的目的。

（四）与充阳法相关的医案

例1

徐某，男，46岁。1963年8月16日初诊。患者唇溃疡已6年，初用维生素 B$_2$、维生素 C、牛黄解毒丸、牛黄上清丸等治疗年余，症情非但未减，反增齿痛、齿龈出血、溢脓等症。2年内竟将患齿拔掉7（右上3下4）个。之后，屡用清热解毒、镇痛等法续治，仍罔效。诊见：下唇之皮尽脱，微肿，色腐白、淡红相兼，稍有脓液，昼夜必以软膏被覆，否则干痛渗血、溢脓增多。饮食前尤须以纸黏护于唇面，以防碗、箸触抵或食物之冷热刺激而痛剧。上唇暗红而干，面黄形瘦，短气乏力，食少善饥，大便日行1次，先干后溏。口干渴不欲饮，舌淡少苔，舌面多波状裂纹，边缘有齿痕，脉濡缓。证乃中气下陷，浊气上干，肌腐为脓。法当温脾升清、解毒降浊。处方：薏苡仁150克，制附子、败酱草各30克，桔梗、粉草、木香各10克。水煎，早、午、晚3次服，唇部敷药如前。服药15剂，唇腐渐去，薄生嫩皮，齿病亦明显好转。遂将原方各药之量减半续服，以善其后。

按语： 清热解毒乃治唇疡常法，本例服之反剧，且增齿痕。可知其初病之时，即属脾气下陷，胃浊上犯。时隔数载，其证仍然。据此，并遵《黄帝内经》下唇"属脾络胃"之旨而易法：用薏苡仁、制附子、桔梗温脾升清，使其浊气下降；败酱草、粉草、木香解毒化浊，助其清气上升，清得升，浊自降，诸症皆除。

例2

患者，女，28岁，2013年11月28日初诊。患者自述面部痤疮2个月，以前额及口周为著，伴见脱发，尿频，口干多饮，月经量少、多血块，苔白，脉细。曾经治疗不效。此病证辨六经为阳明太阴合病，处方：生薏苡仁30克，败酱草30克，赤小豆15克，当归10克，桔梗10克，甘草6克，苍术10克，生地炭15克。7剂，水煎服，日1剂，分2次服。药后，痤疮基本消失，脱发减少。患者感叹"前医开方药味多量大，味苦难于下咽，服后不但无效，而且胃不适，引起食欲下降，这次服药少，服后胃口好，疗效亦明显"。

按语： 由本案可知，经方治疗面部痤疮的特点是药少而效彰。以经方的理论分析，本案面部痤疮，病灶在皮肤，而病位在里，治用薏苡附子败酱散合赤豆当归散。薏苡附子败酱散是治疗皮肤病、疮疡常用之剂，记载于《金匮要略》，"肠痈之为病，其身甲错，腹皮急，按之濡如肿状，腹无积聚，身无热，脉数，此为肠内有痈脓，薏苡附子败酱散主之"。方中主以薏苡仁、败酱草清热、排脓、消肿，治属阳明，稍加附子以振郁滞之气，而利痈脓之排出，以治瘀血痈脓之变。这里去附子，加当归、赤小豆温中养血、利湿排脓，有与附子强壮人体功能类似作用，且更利于痤疮的好转。

参 考 文 献

冯世纶，2016. 经方治疗面部痤疮[J]. 中华中医药杂志，31（2）：499-503.

赵士魁，1984. 薏苡附子败酱散的临床应用[J]. 上海中医药杂志，（6）：20-21.

（归纳整理：彭 博 邓 琼）

三十六、补 阳 法

虚者补之。补阳法是临床上最常用的补充阳气方法。阳气有先天之阳与后天之阳的区分,先天之阳藏于肾,后天之阳源于脾,故仲景补阳法善于从脾肾入手,重视脾肾阳气的补充。补脾阳常选黄芪建中汤,补肾阳则用八味肾气丸。阳气率津液血液在体内运行,流通不息,营养四肢百骸、脏腑经脉,升降出入,维持人体的生命活动。若人体阳气血液津液诸不足,抗病能力薄弱,体质虚弱多病,易感外邪,则用薯蓣丸全方位补充气血津液。仲景补阳法擅长从脾肾入手,从根本上解决阳气不足的问题。是重视脾胃,还是重视肾命,仲景给后世医家提供了广阔运作空间,从而出现了补土派及先天元阳派的学术流派,极大地推动了中医学发展。特别是薯蓣丸阳气血液津液一起补,极大地推动了后世创立复方、大方治疗复杂虚证的建设工作,郑军状、崔云、江大为等认为养生以补阳为第一。像全鹿丸、龟龄集这些旷世补方的创立,其理论即依据于此。

（一）补阳法用药简述

薯 蓣

薯蓣为薯蓣科植物山药的干燥根茎。其味甘,性平,归脾、肺、肾经。本品具有补脾养胃、生津益肺、补肾涩精的功效。主治脾虚腹泻、肺虚咳嗽、糖尿病消渴、小便短频、遗精、妇女带下及消化不良引起的慢性肠炎。用法用量:煎服,15~30克。

《异苑》云:"薯蓣,野人谓之土薯。根既入药,又复可食。人植之者,随所种之物而像之也。"

《本草纲目》云:"薯蓣入药,野生者为胜;若供馔,则家种者为良。四月生苗延蔓,紫茎绿叶。"

现代药理研究表明,薯蓣有如下作用:①降血压。中药六味地黄丸、八味地黄丸、归芍地黄丸等,都是由薯蓣配成的有名方剂,不仅用于治疗肾虚病症,还用于治疗高血压、糖尿病、哮喘、神经衰弱和腰痛等病症。②延缓衰老。现代科学研究证明,薯蓣能使加速有机体衰老的酶活性显著降低。含薯蓣的八味地黄丸主治产后虚汗不止;保元清降汤、保元寒降汤可治吐血和鼻出血;寒淋汤和膏淋汤可治淋虫。薯蓣还可治肺结核、伤寒及妇女病等,这都有利于延年益寿。③抗肿瘤作用。薯蓣块茎富含多糖,可刺激和调节人类免疫系统。因此常作增强免疫能力的保健药品使用。薯蓣多糖对环磷酰胺所导致的细胞免疫抑制有对抗作用,能使被抑制的细胞免疫功能部分或全部恢复正常。薯蓣还能加强白细胞的吞噬作用。例如,六味地黄丸可治疗慢性肾炎、高血压、糖尿病、神经衰弱等病症;知柏地黄丸可治疗强直性脊柱炎和妇科胎漏、阴痒、经闭等阴虚火旺证；归芍地黄丸可治疗耳痛耳鸣、阴虚自汗等。④可治皮肤病。薯蓣中所含的尿囊素具有麻醉镇痛的作用，可促进上皮生长、消炎和抑菌，常用于治疗手足皲裂、鱼鳞病和多种角化性皮肤病。

（二）补阳法方剂简述

薯 蓣 丸

药物组成：薯蓣 45 克，远志 45 克，熟干地黄 45 克，天门冬 45 克，茯神 45 克，龙齿 45 克，地骨皮 45 克，防风 45 克，茯苓 45 克，麦门冬 45 克，人参 45 克，桂枝 45 克，五味子 37.5 克，车前子 37.5 克。上十四味，末之，炼蜜为丸，如弹子大，空腹酒服一丸，一百丸为剂（现代用法：诸药研末，炼蜜为丸，每服 6～9 克，每日 2 次，空腹用温开水或黄酒送下。亦可作汤剂水煎服，用量按原方比例酌定）。功效：补气养血，疏风散邪。主治：虚劳气血俱虚，阴阳失调，外兼风邪，头晕目花，消瘦乏力，心悸气短，不思饮食，骨节酸痛，微有寒热。

《千金方衍义》曰："大薯蓣丸则于《金匮》薯蓣丸中之相同者一十五味，又以前胡易柴胡，天冬易麦冬。彼治房劳不足风气百疾，故用川芎、防风、茯苓、神曲；此治虚损绝伤，内有干血，故用大黄、附子、干漆，石膏、芩、泽、五味。其力较《金匮》倍，用枣膏者，以和干漆之峻利也。"

（三）与补阳法相关的其他治疗

甲状腺功能减退症是由多种原因引起甲状腺激素合成、分泌或生物效应不足所致的一组内分泌疾病。甲状腺激素的长期替代是西医治疗本病的主要方法，但疗程长、药物维持量大、副作用大。补阳法为中医学治疗该病的基本方法，临床上温肾助阳、补脾益肾、温补心肾等补阳法取得了较好的效果。此外，补阳法结合康复手段可治疗中风及癌因性疲乏等。

（四）与补阳法相关的医案

例 1

唐某，女，16 岁。患者于辛酉冬 12 月赴邻村饮筵，由于饮食失节，归途复感受风寒，遂发生身痛、咳嗽疾，复兼发热下利。初未加注意，延至次年壬戌春 2 月，病势增剧。咳嗽喘息，形销骨立，少食而复腹痛下利，午后潮热，面色苍白，行动需人扶持，否则便要倾跌，已造极中之候。某医认为虚劳弱症，应当大补，投以人参、洋参、黄芪、云苓、当归等大补气血药物，数剂服后，病势益剧，转为食少，不眠，咳喘弥甚。该父无计，到寓求治于予师。

参考商讨治法，予主张金匮薯蓣丸法，变丸为汤，4 剂服毕，诸症皆效。

二诊：又继续予服 4 剂，病愈大半。又予薯蓣丸 100 粒，每日早晚各服 1 粒，为期 2 个月余，康壮如初（李西园医案）。

例 2

陈某，女，45 岁。1989 年 10 月 30 日初诊。患病毒性心肌炎 3 年，多次住院用中西药治疗，症状时缓时急，终未获愈。面色萎黄，心悸气短，胸闷乏力，头晕目眩，终日嗜睡，稍事活动则诸症加剧，下肢浮肿。舌质淡红无华、有齿痕，舌苔淡白薄腻；脉象迟缓无力，时结代。为心功能三级。心率缓慢，55 次/分。心电图示伴室性期前收缩。心功能测定示每分输出量 5.30 升，每搏输出量 60 毫升，明显减少。胸片示心脏扩大。属心气（阳）不足、心血匮乏。

予以服薯蓣丸 2 个疗程后，临床症状大部分消失，并可从事一般家务劳动，心功能恢复到一级，心率增至 78 次/分，无期前收缩，超声心动图示每分钟搏血量 7.40 升，每搏血量 96 毫升，明显提高。复查胸片示心脏较前缩小。

二诊：后又服药百日，诸症若无。追访 2 年，未复发（邵桂珍医案）。

参 考 文 献

陈明，2006. 金匮名医验案精选[M]. 北京：学苑出版社：1-628.

赵崇智，周仙仕，肖莹，2014. 运用医案统计探究久泻中医药治疗规律[J]. 辽宁中医药大学学报，16（4）：153-155.

（归纳整理：张炜华）